Säuglingspflegefibel

Von

Schwester Antonie Zerwer

ehemals Oberin im Kaiserin Auguste Victoria Haus
Berlin-Charlottenburg

Unter Mitarbeit von

Paul Kühl

Lehrer in Berlin-Charlottenburg

Mit einem Geleitwort von

Geh. Medizinalrat Professor Dr. A. Czerny

Zehnte Auflage

(414.—443. Tausend)

Mit 43 Abbildungen

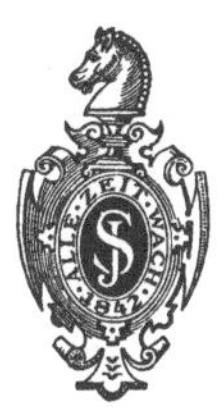

Berlin

Verlag von Julius Springer

1940

ISBN-13: 978-3-642-47327-2   e-ISBN-13: 978-3-642-47796-6
DOI: 10.1007/978-3-642-47796-6

Geleitwort zur zehnten Auflage.

Ein Lehrbuch, wenn es seinen Zweck erreichen soll, muß streng den Anforderungen entsprechen, die an dasselbe gestellt werden. Die Säuglingspflegefibel will die große Zahl der Mütter und künftigen Mütter belehren, die von der Pflege eines Kindes nichts wissen und deshalb viele Fehler begehen. Daß dies möglich ist, beweisen die neun Auflagen der Fibel. Die Fibel erreicht ihren Zweck durch eine Anzahl von Abbildungen und durch einen schlichten Text, in dem die wichtigsten Grundsätze der Säuglingspflege enthalten sind. Sehr anerkennenswert ist dabei die Beschränkung auf das Allernotwendigste. Das Ganze ist aus dem Leben herausgegriffen, keine theoretischen Überlegungen belasten die Fibel. Ebendeshalb bewährt sie sich und wird Gutes leisten. Durch eine gute Säuglingspflege läßt sich viel Unheil verhüten. Möge auch die zehnte Auflage für viele Mütter eine Hilfe sein.

Berlin, 24. Dezember 1939.   **Adalbert Czerny**.

Vorwort zur zehnten Auflage.

Der neue Staat sieht in der Fürsorge für Mutter und Kind mit Recht eine seiner wesentlichsten Aufgaben. Die Betreuung beider liegt in den Händen der NSV. (Reichsmütterdienst).

Sehr wichtig dabei ist die Schulung der heranwachsenden Mädchen für ihren späteren Mutterberuf. Schule, Fortbildungsschule, BDM. werden für diesen Zweck mobil gemacht. In der vorliegenden 10. Auflage der Säuglingspflegefibel, die bisher Hunderttausenden von jungen Mädchen und Müttern ein praktischer Wegweiser war, wollen wir versuchen, auch weiterhin unseren Beitrag an der bezeichneten hohen Aufgabe zu leisten. Kein gesund geborenes Kind darf dem deutschen Volke durch Unerfahrenheit oder Unwissenheit der jungen Mütter verlorengehen. Nicht für dich lebst und arbeitest du, sondern für dein Volk!

Schwester Antonie Zerwer.

Lehrer Paul Kühl.

Inhaltsverzeichnis.

Auf, ihr kleinen deutschen Mädchen,
Auf, ihr jungen deutschen Frauen,
Helft an einem großen Werke,
Unserm Deutschen Reiche bauen.

Ist's auch nur ein Mörteltragen,
Bleibt's auch nur ein Steinchenspiel,
Selbst der kleinste Dienst bedeutet
Für den großen Bau oft viel.

Schwester Antonie.

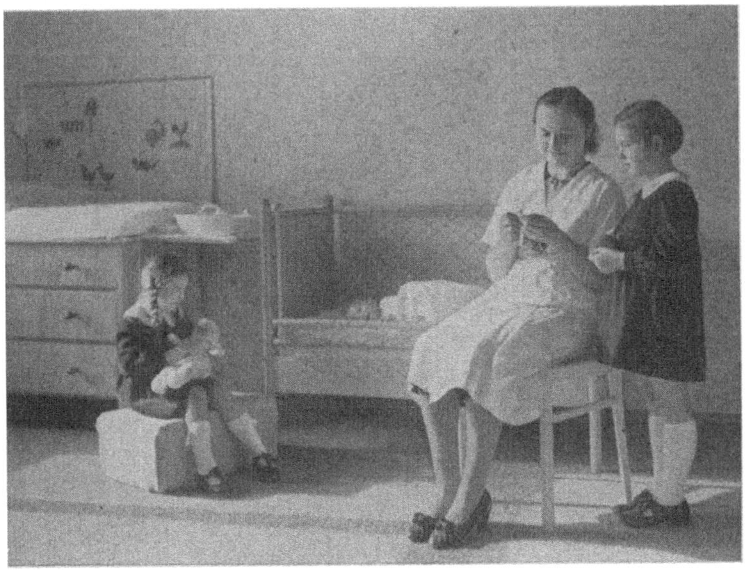

Abb. 1. Die ältere Schwester behütet den Säugling in Abwesenheit der Mutter.

I. Allgemeines.

Was müssen wir uns über die körperliche Beschaffenheit des Säuglings merken?

Die Knochen sind infolge von Kalkarmut zumeist weich und biegsam. Die Schädelknochen sind noch nicht verbunden, oben auf dem Köpfchen und am Hinterkopfe fühlt man Lücken — die große und kleine Fontanelle. Die große Fontanelle schließt sich zu Anfang des zweiten Jahres. Hier kann man manchmal das Pulsieren des Blutes fühlen. Im Volksmund heißt diese Stelle auf dem Köpfchen „das Leben". Der Kopf ist im Vergleich zum Körper sehr groß, Arme und Beine sind kurz. Die Haut ist zart und empfindlich. Die Schleimhäute im Munde sind ganz besonders zart. Der Mund des Säuglings darf also nicht ausgewischt werden, um Verletzungen und Verunreinigungen zu vermeiden. Sehen kann der Säugling zwar von Anfang an, doch hat er zunächst nicht das Verständnis vom Gesehenen; das gleiche gilt vom Gehör. Ein wirkliches Lächeln beobachtet man erst nach 5—6 Wochen. Richtige Tränen weint der Säugling erst im dritten Monat. Schlaf braucht er zuerst sehr viel. In den ersten 4—6 Wochen schläft er fast immer mit Ausnahme der Mahlzeiten. Die ersten Zähnchen kommen gewöhnlich im 6. oder 7. Monat. Der Stuhl des gesunden Säuglings ist gelb und salbenartig, von säuerlichem Geruch; er wird zwei- bis dreimal am Tage entleert. Der Harn ist meist farblos und wird ungefähr doppelt so oft entleert, als Mahlzeiten eingenommen werden. Die Körperwärme, im Darm gemessen, schwankt zwischen 36,6 und 37,3. Atemzüge hat der Säugling in der Minute 35—50, Pulsschläge 100 bis 140. Man rechnet auf einen Atemzug drei Pulsschläge.

Normales Gewicht des Kindes

im 1. Lebensjahre		vom 2. bis 15. Lebensjahre	
Alter	Gewicht in Gramm	Alter	Gewicht in Kilogramm
Geburt	3300	Im 2. Lebensjahr	10—12
Im 1. Monat	3890	„ 3. „	13—14
„ 2. „	4680	„ 4. „	15—16
„ 3. „	5140	„ 5. „	17—18
„ 4. „	6900	„ 6. „	19—20
„ 5. „	6650	„ 7. „	21—23
„ 6. „	7130	„ 8. „	24—25
„ 7. „	7570	„ 9. „	26—27
„ 8. „	7990	„ 10. „	28—30
„ 9. „	8400	„ 11. „	31—33
„ 10. „	8920	„ 12. „	34—35
„ 11. „	9300	„ 13. „	36—38
„ 12. „	9890	„ 14. „	39—41
		„ 15. „	42—45

Normale Länge des Kindes.

Bei der Geburt etwa	50 cm
im Lebensalter von	
1 Jahr	72—75 cm
6 Jahren	110 cm
7 „	120 cm
8 „	125 cm
9 „	128 cm
10 „	130 cm

Kurzer Hinweis auf die Erblehre.

Aus dem naturkundlichen Unterricht der Schule wissen wir: Jedes Kind wird mit ganz bestimmten Anlagen geboren, die sich sowohl auf seine körperlichen als auch auf seine geistigen und seelischen

Fähigkeiten erstrecken. Das ist sein Erbgut oder seine Erbmasse. Diese kann durch seine Umwelt Veränderungen erfahren; sie sind aber nicht vererbbar. Jedes Volk hat ein großes Interesse daran, daß die gesunde Erbmasse seines Volkes erhalten bleibt. Darum hat jeder die heilige Pflicht, seine von den Ahnen überkommene Erbmasse unverfälscht an seine Nachkommenschaft weiterzugeben.

Unser Staat hat im Hinblick auf diese grundlegenden Erkenntnisse verschiedene Einrichtungen getroffen. Die Steuerleistungen aus den Einkommen sind so gestaltet, daß die Gründung einer Familie und die Erziehung der Kinder erleichtert wird. Der Staat sorgt für gesunde Wohnverhältnisse, zweckmäßige Arbeitsräume, fördert die Volksgesundheit durch sportliche Erziehung und zweckmäßige Ausnutzung der arbeitsfreien Zeit (Kraft durch Freude!), weckt den Sinn für Familienkunde und -forschung, übernimmt die Hilfe für Notleidende (NSV), für Mutter und Kind.

Städte und Verbände richten Patenschaften für erbgesunde Familien ein und dergleichen mehr. Wichtige Gesetze sind erlassen:

1. Gesetz zur Verhütung erbkranken Nachwuchses vom 14. VII. 1933;

2. Gesetz gegen Gewohnheitsverbrecher vom 24. XI. 1933;

3. Gesetz zur Förderung der Eheschließungen vom 28. III. 1934;

4. Gesetz zum Schutze des deutschen Blutes und der deutschen Ehre vom 15. IX. 1935;

5. Gesetz zum Schutz der Erbgesundheit vom 18. X. 1935.

Wir brauchen für das Bestehen unseres Volkes jährlich etwa zwei Millionen Lebendgeburten. Alle Mindertüchtigen bilden eine große Belastung für das Volk.

Wie können wir Kinder solchen kleinen Menschen schon einen Dienst erweisen?

Wie ihr die Blumen im Zimmer und im Garten hegt und pflegt, wie ihr unsern Haustieren eure Fürsorge in mancherlei Art zuwendet, so könnt ihr auch dem kleinen, hilflosen Menschenkinde dienen. Die Hauptsache aber ist, daß ihr's richtig anfangt, sonst werdet ihr dem kleinen Menschen mehr schaden als nützen.

Warum ist denn die Säuglingspflege so außerordentlich wichtig?

Durchschnittlich fast jedes sechzehnte lebendgeborene Kind stirbt im ersten Lebensjahre. Wollt ihr die Ursache wissen? Viele Mütter und die, denen die Säuglinge anvertraut sind, wissen weder, wie man so ein kleines Wesen richtig ernährt, noch wie man es pflegen soll. Also an Unwissenheit und Unerfahrenheit ihrer Mütter und Pflegerinnen gehen die armen Wesen so frühzeitig zugrunde.

In Deutschland starben von 100 Lebendgeborenen im 1. Lebensjahr in den Jahren

1901	20,7	1911	19,2	1921	13,4	1931	8,3
1902	18,3	1912	14,7	1922	13,0	1932	7,9
1903	20,4	1913	15,1	1923	13,2	1933	7,6
1904	19,6	1914	16,4	1924	10,9	1934	6,9
1905	20,5	1915	14,8	1925	10,5	1935	6,8
1906	18,5	1916	14,0	1926	10,2	1936	6,6
1907	17,6	1917	14,9	1927	9,7	1937	6,4
1908	17,8	1918	15,8	1928	8,9	1938	6,0
1909	17,0	1919	14,5	1929	9,7		
1910	16,2	1920	13,1	1930	8,5		

Für die Selbstarbeit.

1. Stelle fest, ob sich besondere Merkmale, Eigenschaften, Neigungen, Krankheiten von deinen Ahnen her auf die Nachkommen vererbt haben.
2. Das Beispiel der Musikerfamilie Bach (Musiklehrer fragen).
3. Erfinde eine Geschichte zur Abb. 1.
4. a) Wir zählen in der Minute:

beim Säugling 30—50 Atemzüge; 100—140 Pulsschläge,
beim Kleinkind 25—30 Atemzüge; 80—100 Pulsschläge,
beim Erwachsenen 15—20 Atemzüge; 60— 80 Pulsschläge.

b) Beachte die Sterblichkeits-, Gewichts- und Körperlängentabellen, ziehe Schlüsse und Vergleiche, bilde Rechenaufgaben.

II. Die Sauberkeit, die Seele der Säuglingspflege.

An wem üben wir Sauberkeit?

a) An euch selbst, b) an den Gegenständen eurer Umgebung, c) an dem Säugling.

Wie üben wir Sauberkeit an uns selbst?

Indem ihr euren eigenen Körper gut pflegt, von Kopf bis zu Fuß, Haare, Zähne, Nase[1], Ohren. Vor allem aber müßt ihr die größte Aufmerksamkeit auf eure Hände richten, sie sehr oft waschen und

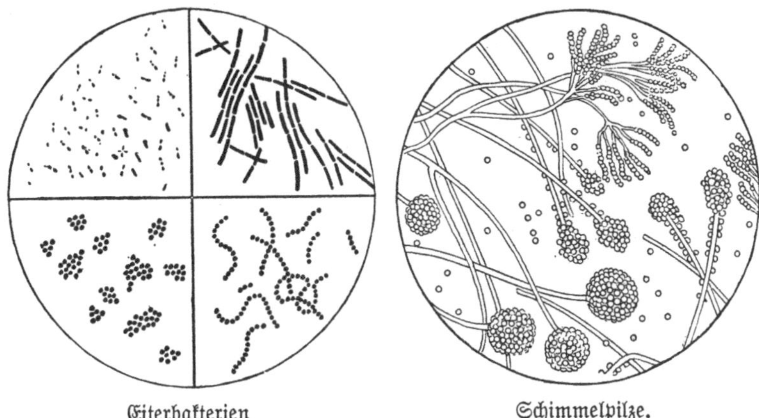

Eiterbakterien   Schimmelpilze.

Abb. 2. Bakterien.

bürsten, besonders den „Giftrand" entfernen (den Schmutz unter den Nägeln), saubere Schürze vorbinden, die nur für den Zweck der Pflege bestimmt ist.

Wie üben wir Sauberkeit an unserer Umgebung?

Indem ihr alles, was euch umgibt, sauber haltet und mit sauberen Händen berührt.

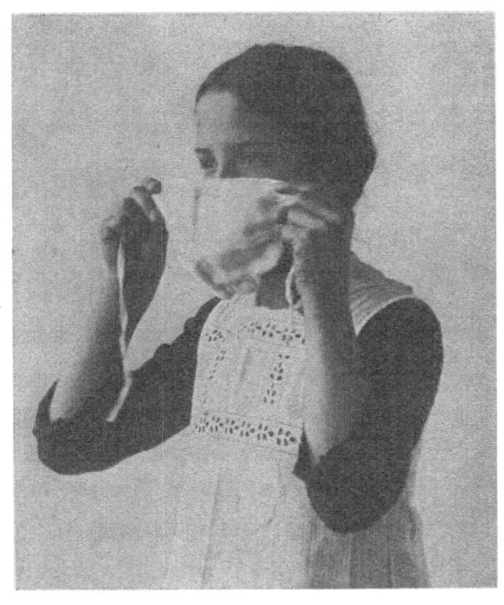

Abb. 3. Kind mit Schutztuch.

[1] Bei Schnupfen und Husten Taschentuch oft wechseln, nicht dem Kinde damit Mund und Nase säubern nicht küssen. Schutztuch. Gurgeln!

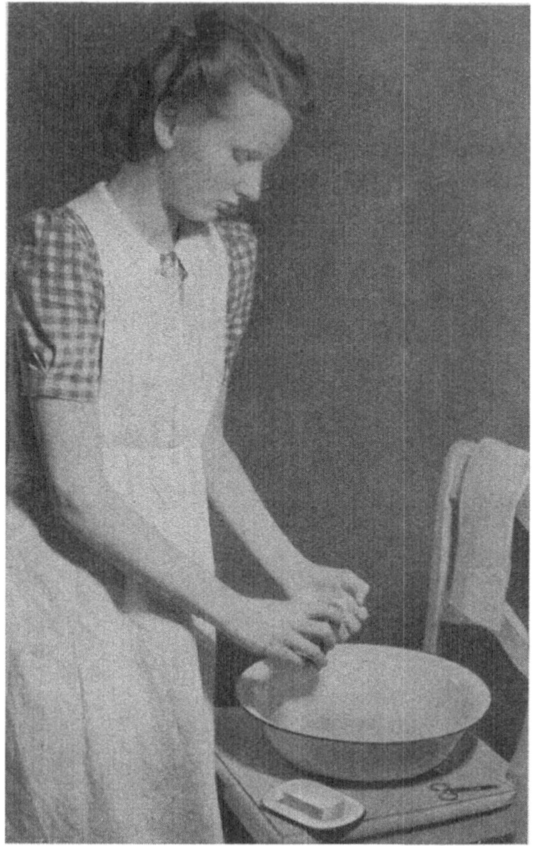

Abb. 4. Waschen und Bürsten der Hände.

Wie üben wir Sauberkeit an dem Säugling?

Wenn ihr ihn vor seinem gefährlichsten Feinde, dem Schmutz, zu schützen sucht. Im Schmutz sind unzählige ganz kleine Lebewesen, kleine Pilze, die sich sehr schnell weiterverbreiten und überall, wo sie hinkommen, Unheil anrichten, indem sie die Menschen krank machen. Sie sehen aus wie Staub, zuckerähnlicher Staub. Ich denke dabei an eine Backpflaume, die ihr euch von eurer Mutter zeigen lassen könnt, wenn sie dieselbe eben aus dem Kaufladen geholt hat. Der weiße Staub auf ihr ist nicht Zucker, sondern er besteht aus

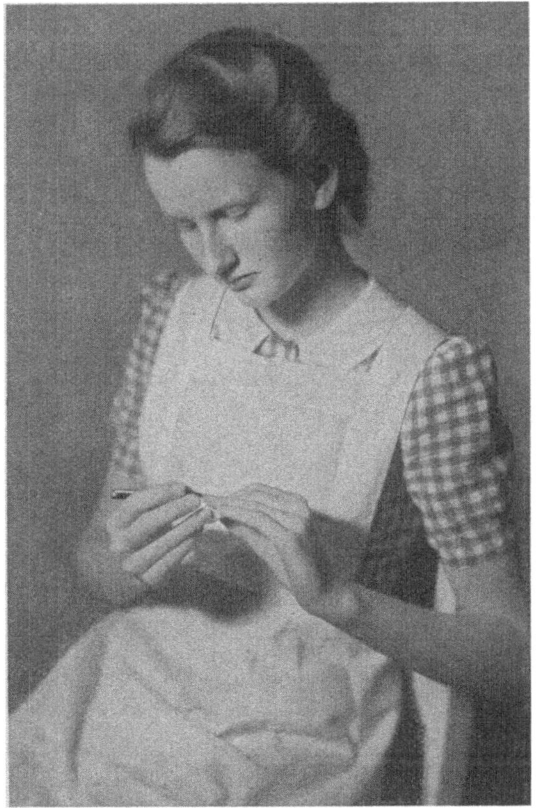

Abb. 5. Befreien der Nägel vom „Giftrand".

kleinen, nur durch ein Vergrößerungsglas zu erkennenden Lebewesen, die man Bakterien nennt. Man macht sie unschädlich durch kochendes Wasser oder heißes Wasser und Seife. Merkt: Ehe ihr einen Säugling anfaßt, müßt ihr eure Hände mit warmem Wasser und Seife waschen und bürsten und die Nägel vom „Giftrand" befreien.

Wann und wie ziehen wir einen Säugling aus?

Wenn er müde und naß ist. Vorsichtig! Alles, was ihr braucht, müßt ihr vorher zur Stelle getragen haben.

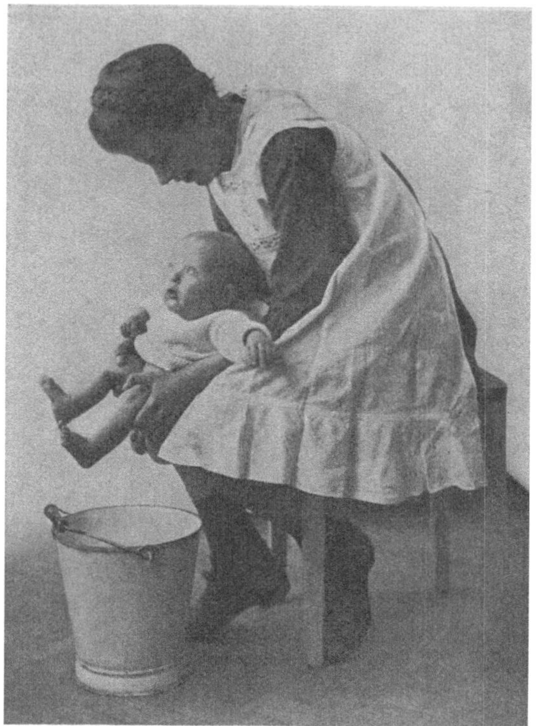

Abb. 6. Abhalten des Kindes. Das dazu bestimmte Gefäß ist sorgfältig stets nach jedem Abhalten auszugießen und mit warmem Wasser zu reinigen; eine kleine Menge reinen Wassers muß immer den Boden des Gefäßes bedecken.

Was merken wir uns über das Trockenlegen?

Es geschieht gewöhnlich vor jeder Mahlzeit. Ist das Kind wund oder unruhig, so kann es auch außer dieser Zeit trocken gelegt werden. Ihr müßt versuchen, es möglichst bald an Sauberkeit zu gewöhnen, etwa mit 6—8 Monaten. Es darf euch aber nicht verdrießen, das Kind zu bestimmten Zeiten abzuhalten oder aufs Töpfchen zu setzen. Wenn das Kind sich beschmutzt hat, muß man es natürlich auch vor dem Trockenlegen waschen. Dazu benutzt man am besten abgestandenes Wasser und einen Windelzipfel oder einen Jute- (Hede-) oder Wattebausch[1]. Wunde Kinder reinigt man nur mit

---

[1] An Stelle von Watte oder Jute lassen sich auch gut alte, weiche Leinenläppchen verwerten. Diese muß man natürlich gründlich waschen und kochen, um sie immer wieder für den Zweck benutzen zu können. (In sauberen Beutelchen aufheben.)

Watte, die man in etwas Öl taucht. Man tupft damit den Schmutz vorsichtig ab. Die gebrauchte Jute oder Watte wird am besten verbrannt. Bei dem Reinigen der kleinen Mädchen müßt ihr darauf achten, daß ihr immer von vorn nach hinten wischt, um Blasenerkrankungen zu verhüten. Es könnten Krankheitserreger durch die Harnröhre in die Blase eindringen.

Wie schützen wir Kinder vor dem Wundwerden?

Durch sorgfältiges Waschen, Abtrocknen und Pudern, vor allem aber durch regelmäßiges Trockenlegen.

Die zu pudernden Stellen dürfen nur leicht bestreut werden. Wenn sich Klümpchen bilden, müßt ihr den Puder mit dem Windelzipfel verstreichen. Als Puder eignen sich Ton, Talkum oder Zinkpuder. Ungeeignet sind Kartoffel= oder Reismehl. Warum?

Für die Selbstarbeit.

Fertige ein Schutztuch, eine Puderbüchse an, ferner Leinenläppchen und dazu waschbare Beutelchen.

III. Das Bad.

Wie oft baden wir ein Kind?

In der Regel einmal am Tage, am besten vor der Mahlzeit, weil es mit vollem Magen all die Bewegungen nicht vertragen kann und sehr leicht erbrechen würde.

Was brauchen wir zum Baden?

Badewanne, Badethermometer, Badetuch, Seife, Watte oder Seiflappen, eine Schale mit Wasser fürs Gesicht, Nagelschere, Kamm, Bürste, feines Öl (oder Vorsalbe), eine Schale für den Abfall und einen Eimer, in den man die schmutzige Wäsche wirft. Während des Badens müssen Fenster und Türen geschlossen sein.

Wie warm muß das Badewasser sein?

Zwischen 34 und 35 Grad Celsius (im Badewasser abgelesen).

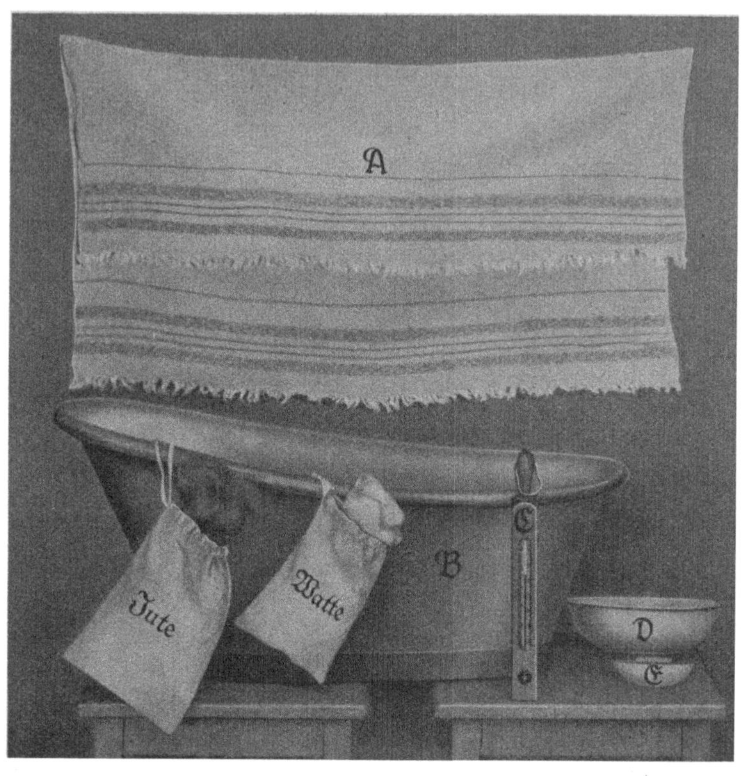

Abb. 7. Gebrauchsgegenstände für das Bad des Säuglings.

A Badetuch. B Wanne. C Badethermometer. D Schale zum Reinigen des Gesichts. E Napf mit einem Stück Seife. F Leinensäckchen mit Watte. G Leinensäckchen mit Jute.

Zu Abb. 8. Gebrauchsgegenstände für die Pflege des Säuglings.

A Handtuch für die Pflegerin.

B Waschschüssel für die Pflegerin.

C Handbürste für die Pflegerin.

D Napf mit einem Stück Seife.

E Nagelschere und Nagelreiniger.

F Leinwandsäckchen mit Jute oder Läppchen.

G Leinwandsäckchen mit Watte.

H Gedrehte Wattestückchen zum Reinigen der Ohren und der Nase.

J Hölzchen mit gedrehten Wattestückchen zum Reinigen der Ohren und Nase **verboten.**

K Kämme (1 gewöhnlicher Kamm, 1 Staubkamm).

L Seiflappen (immer sorgfältig zu reinigen).

M Puderbüchse.

N Glas zur Aufbewahrung des Fieberthermometers.

O Badetuch.

P Schale für das Gesicht des Säuglings.

Q Schale für den Körper des Säuglings.

R Badethermometer.

S Dose mit Vaseline.

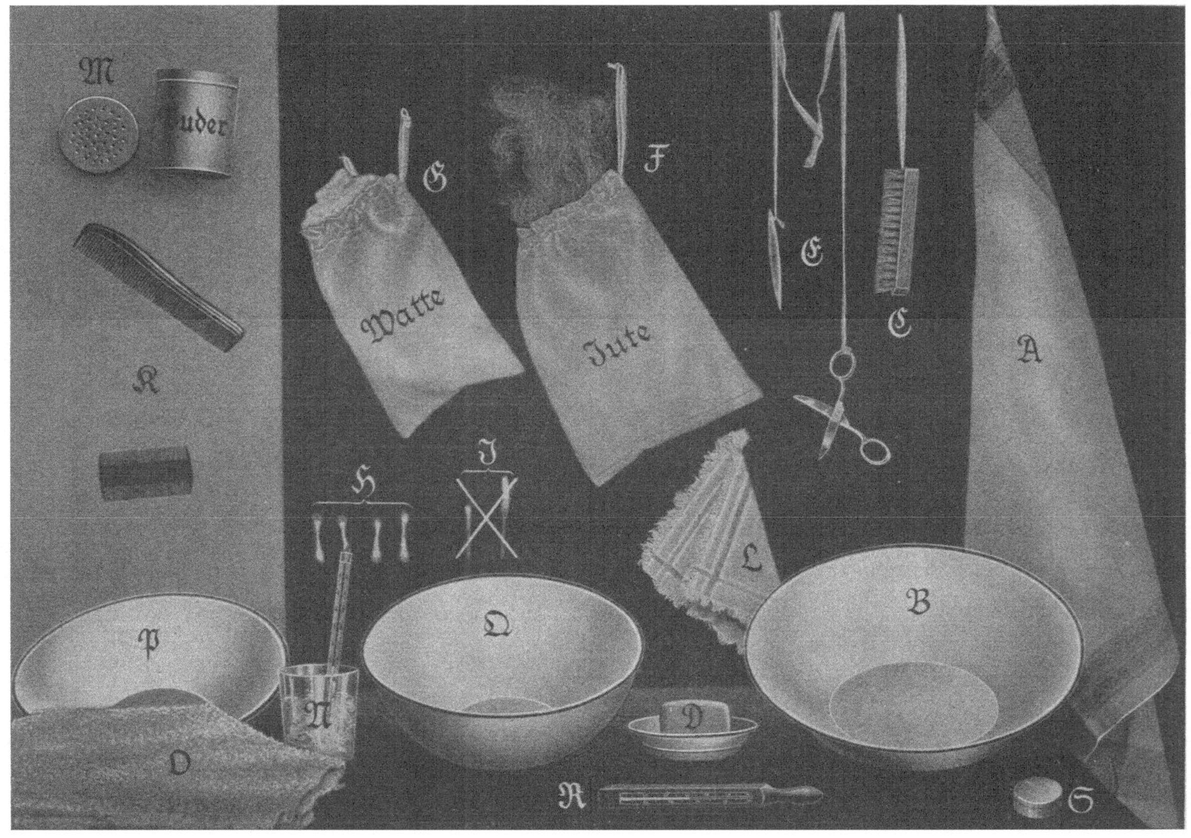

Abb. 8. Gebrauchsgegenstände für die Pflege des Säuglings.

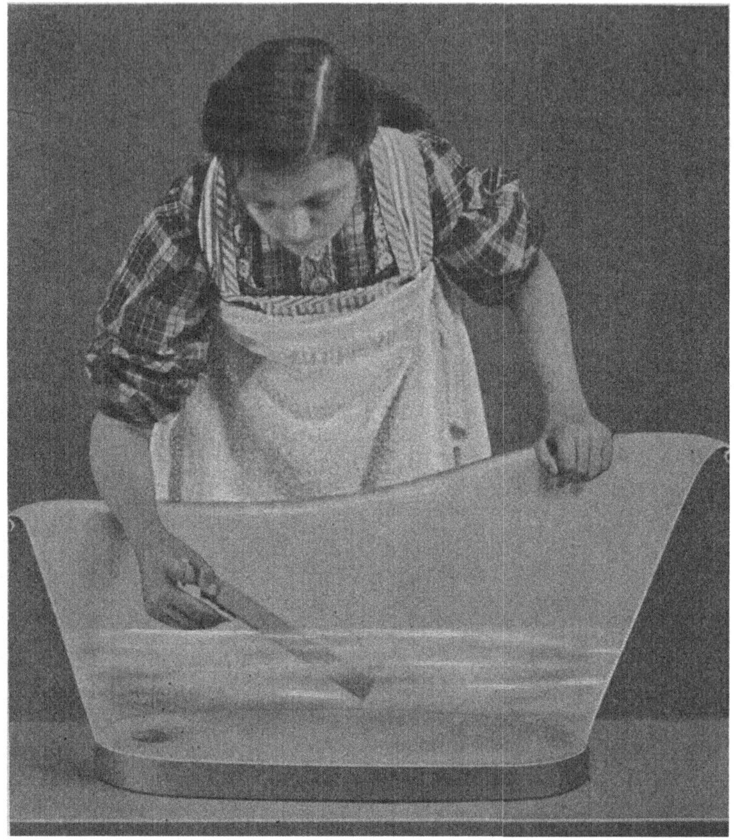

Abb. 9. Messen der Badetemperatur.

Wie lange dauert ein Bad?

3—5 Minuten.

Welche Wäschestücke brauchen wir zum Bade?

Ein sauberes Tuch zum Abtrocknen, ein Wickeltuch, ein Gummi=
stück und zwei Windeln, ein Hemdchen und ein Jäckchen ineinander=
gezogen. Die Wäsche wickelt ihr um eine Wärmflasche und legt sie
ins Bettchen. Erwärmt also beides. Hütet euch, Kindern Wärm=
flaschen ohne Hüllen zu geben.

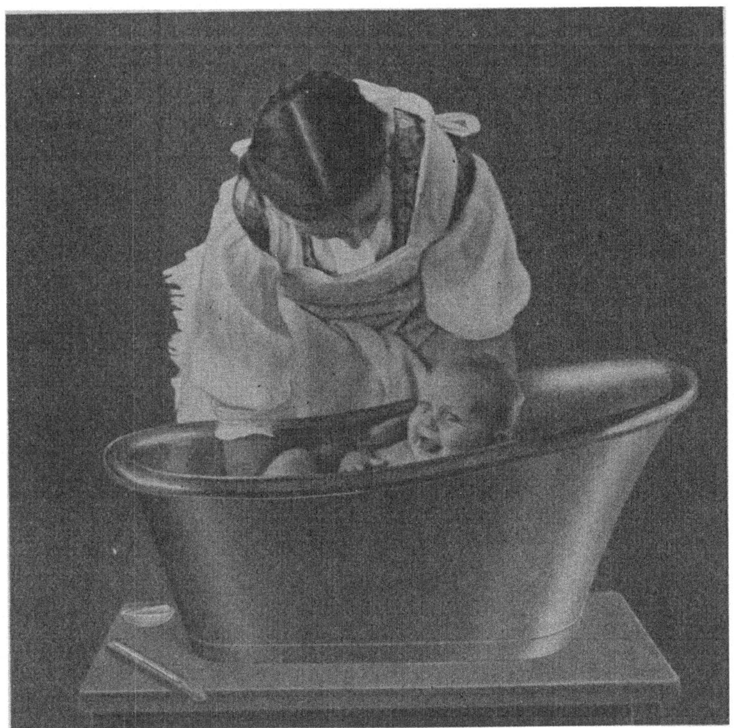

Abb. 10. Der Säugling in der Badewanne.

Müssen Bett und Wäsche immer erwärmt sein?

Im Sommer eigentlich nicht; doch richtet es sich durchaus nach dem Zustand des Kindes. Wenn es elend und schwach ist, ist es jedenfalls ratsam, daß ihr vorsichtig seid und nach dem Bade Leibwäsche und Bett mäßig erwärmt.

Wie baden wir ein Kind?

Ihr bindet euch das Badetuch vor (das Kopfende zeichnen, warum?), damit ihr in dieses das Kind sofort nach dem Bade hineinwickeln könnt. Dann geht ihr ans Bettchen, nehmt das Kind vorsichtig aus seiner Bekleidung heraus, säubert es nötigenfalls vom Schmutz und bringt es ins Badewasser. Ihr haltet es im Wasser an euren linken Arm gelehnt, und zwar so, daß ihr mit eurer linken Hand unter die Achselhöhle des Säuglings faßt. Wenn ihr diesen Griff ordentlich übt, werdet ihr ihn bald heraus haben, und ihr braucht dann keine Angst zu haben, daß der kleine Mensch ertrinkt. Im Wasser müßt ihr zuerst sein Köpfchen seifen. Am besten tut ihr das mit eurer sauberen Hand.

Das Gesicht dürft ihr nicht im Badewasser waschen, ebensowenig die Augen und das Innere der Ohren, vor allen Dingen auch niemals den Mund. Dadurch könntet ihr dem Kinde nicht nur die feinen Schleimhäute verletzen, sondern es könnten auch die unsichtbaren kleinen Lebewesen, die Bakterien, die sich in dem schmutzigen Bade-

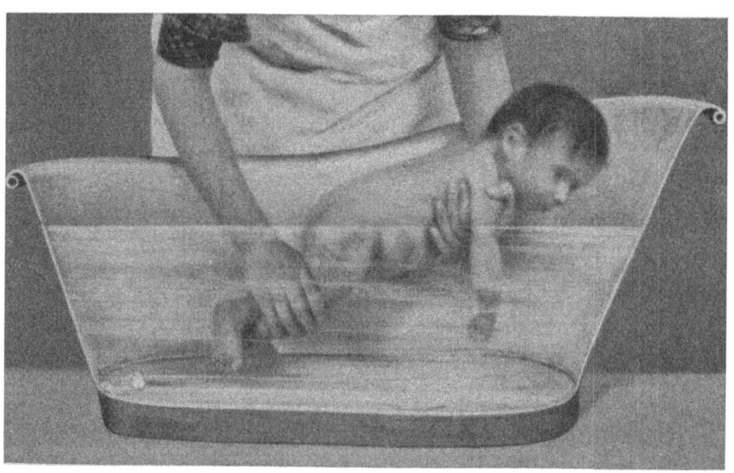

Abb. 11. Halten des Säuglings im Wasser beim Waschen von Rücken, Beinchen, Kniebeugen und Füßchen.

wasser befinden, in Augen, Ohren und Magen eindringen und schwere Krankheiten hervorrufen. Hals, Achselhöhle, Ärmchen, Händchen, Brust, Bauch, Rücken, Beinchen, Kniebeugen und Füßchen werden tüchtig geseift und wieder abgespült. Die Händchen werden ganz besonders noch einmal nachgesehen. Beim Umdrehen ist darauf zu achten, daß das Kind kein Wasser schluckt. Besser schon, ihr unterlaßt das Umdrehen und seift lieber den Rücken des Kindes unter dem Wasser.

Zuletzt wascht ihr das Kind unten, und zwar recht sauber, auch alle Falten. Danach dürft ihr aber nicht mehr mit der Hand in das Gesicht des Kindes fahren. Nun hebt ihr es schnell aus dem Wasser in euer Tuch, deckt es zu und tragt es an den Wickeltisch oder in sein Bettchen. Ihr trocknet es schnell und leicht ab, besser noch ist das Abtupfen. Dann säubert ihr eure Hände nochmals in einer bereitgestellten Schüssel mit reinem Wasser, deckt das Kind sorgfältig zu, damit es nicht abkühlt, und wascht dann das Gesicht in abgestandenem Wasser mit Watte. Zu jedem Auge nehmt ihr ein besonderes Wattebäuschchen und wischt von außen nach innen. Wenn ihr für beide Augen das gleiche Bäuschchen benutzt, ist es möglich, daß, wenn das eine Auge krank ist, ihr leicht das andere auch ansteckt. Die Augen werden mit ganz wenig trockener Watte nachgetupft.

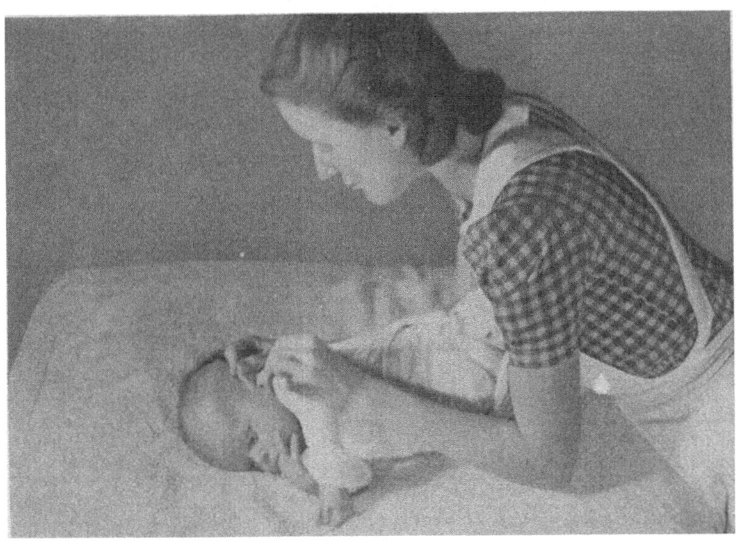

Abb. 12. Reinigung der Ohren.

Jetzt kommen die Ohren an die Reihe. Ihr dürft weder mit einer Haarnadel noch mit irgendeinem anderen Gegenstand, wenn auch Watte darumgewickelt ist, in die Ohren oder Nase der Kleinen fahren, sondern dürft diese Öffnungen nur mit trockener Watte, die zwischen den Fingern vorher gedreht wird, austupfen. Sind die Ohren oberhalb wund, so darf man kein Wasser an die wunde Stelle bringen, sondern sie nur mit Öl abtupfen und die Borken mit Borsalbe abweichen. Wenn ein Kind beim Reinigen der Ohren laut schreit, müßt ihr es der Mutter sagen; dann ist eine Erkrankung der Ohren wahrscheinlich.

Mit dem Näschen macht man es ebenso. Für jede Nasenöffnung ist auch ein Wattebäuschchen nötig, welches man zwischen zwei Fingern dreht, mit reinem Wasser etwas anfeuchtet und die Nase austupft. Mit einem trockenen Wattebäuschchen wird nachgetupft.

Die Kopfhaut muß jeden Tag daraufhin nachgesehen werden, ob Grind oder Gneis[1] vorhanden ist. Wenn dieser beim Waschen nicht abgeht, müßt ihr die Stellen mit Öl losweichen und dann vorsichtig abkämmen.

Die Händchen müssen ganz besonders beachtet werden. Die Nägel sollen auch jeden Tag nachgesehen und, wenn nötig, geschnitten

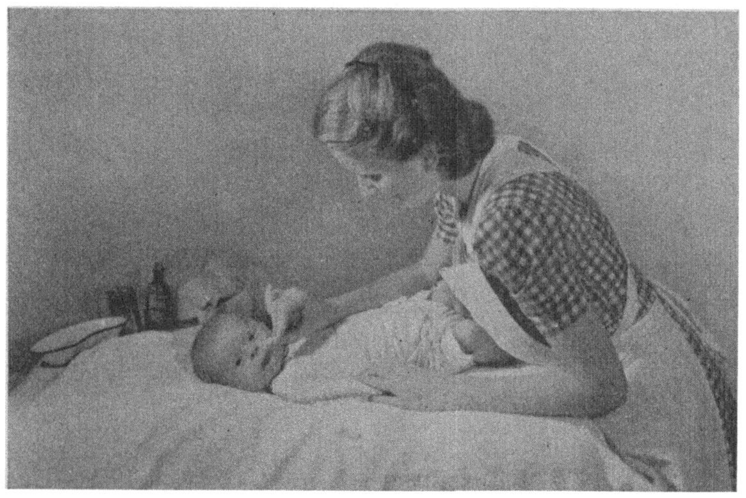

Abb. 13. Austupfen der Nasenlöcher mit je einem besonderen Wattebäuschchen.

werden, weil kleine Kinder öfter an denselben lutschen und die Nägel einreißen. Das kann zu bösen Fingererkrankungen führen.

Nach dem Baden ist das Kind gewöhnlich müde und wird darum am besten gleich in sein Bettchen gebracht. Ihr legt das Kind am besten auf die Seite und gebt ihm dann seine Nahrung.

Für die Selbstarbeit.

1. Arbeite eine Hülle für die Wärmflasche, Speitücher, Seiflappen mit Kennzeichen zur Reinigung des Ober= bzw. Unterkörpers.
2. Vergleiche und zeichne Bade=, Kranken=, Zimmer=, Außenthermometer.
3. Welche Vorbereitungen sind für ein Säuglingsbad zu treffen?

[1] Wird auch Schorf oder Borken genannt.

IV. Das Wickeln. Bekleidung und Wartung des Kindes.

Wie und wo ziehen wir einen Säugling an?

Behutsam, aber doch schnell, damit er nicht abkühlt. Am besten auf einem Wickeltisch, einer abgeräumten Kommode oder auf dem eigenen Bettchen.

Wie wickeln wir ein Kind?

Ihr zieht ihm Hembchen und Jäckchen, die ihr vorher ineinander= gezogen habt, vorsichtig an. Dann macht ihr das Kind frei, säubert es, wenn es sich beschmutzt hat, nehmt die vorher fertig gelegten Windeln, schiebt sie dem kleinen Wesen vorsichtig unter das Gesäß, pudert es überall leicht ein und tupft alle etwaigen Puderklümpchen

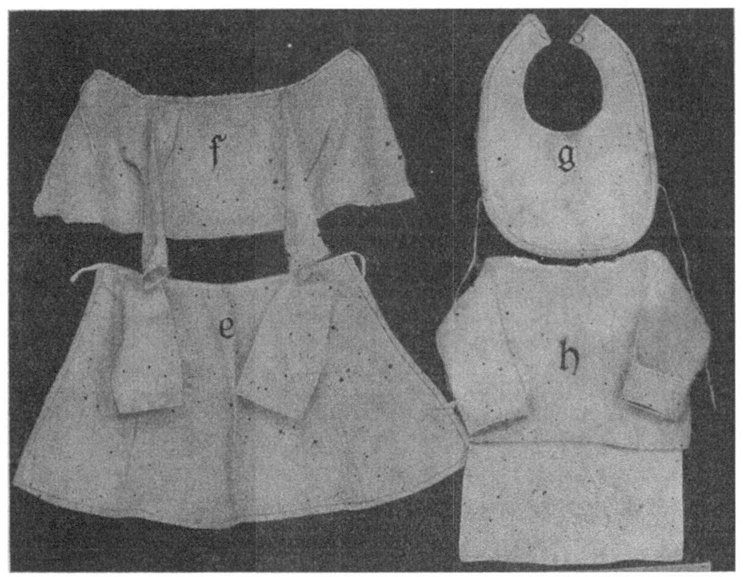

Abb. 14. Kleidungsstücke.

e Hembchen mit Ärmeln,
f .Gewebtes Jäckchen
g Latz aus Barchent.
h Hembchen und Jacke ineinandergezogen und hinten geschlossen.

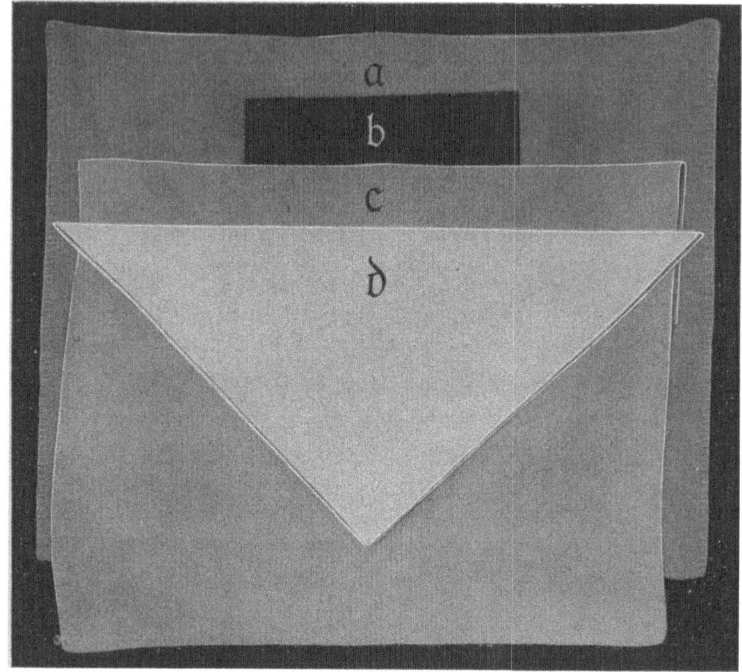

Abb. 15. Wickelbekleidung für den Säugling.

a Wickeltuch aus dickem waschbarem Stoff (Flanell oder Barchent), 90 cm lang, 70 cm breit.
b Gummistück, welches das Kind **niemals ganz** einschließen darf. 30 cm lang, 30 cm breit.
c Weiße Windel, nach innen umgeschlagen. 80 cm lang, 80 cm breit.
d Kleine weiße Windel, zum Dreieck gefaltet.

Damit alle 4 Stücke sichtbar werden, sind sie nach unten verschoben; zum Wickeln liegen sie mit der oberen Kante übereinander.

mit der Windel wieder weg. Dann zieht ihr die unteren Zipfel der dreieckig gelegten Windel nach vorn und legt sie um je ein Beinchen. Die Seitenzipfel werden von links nach rechts und von rechts nach links um den Leib des Kindes gelegt. Nun wird das Kind in die zweite große, oben nach innen etwas umgeschlagene Windel eingewickelt. Um das wollene Wickeltuch zu schützen, dürft ihr ein Gummistück zwischen Wickeltuch und weiße Windel legen, doch muß es so klein sein, daß es beim Umschlagen nach vorn das Kind niemals ganz einschließen und nach unten nicht über die Füßchen hinausreichen kann. Warum? — Damit die inneren Organe in ihrer

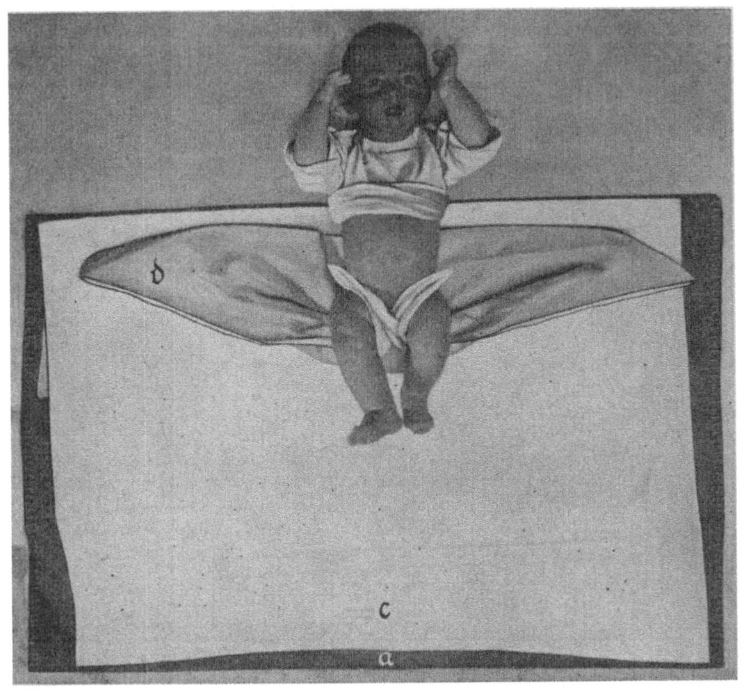

Abb. 16. Erste Wickeltour.
Die beiden unteren Zipfel der dreieckig gelegten Windel (b) werden zwischen den Beinchen des Kindes nach vorn gezogen und um je ein Beinchen gelegt.

Tätigkeit nicht behindert werden, dürft ihr das Kind nie zu fest anziehen. Das Wickelband ist aus dem gleichen Grunde ganz zu verwerfen. Achtet beim Anziehen immer darauf, daß alle Falten glattgestrichen werden. Denn oft ist die unordentlich sitzende Kleidung Grund des Schreiens.

Was gehört zur Kleidung eines Säuglings?

Ein Hemdchen und ein Jäckchen, eine große, eine kleine Windel, letztere in Dreieckform gelegt. Zwischen beiden Windeln kann ein Barchentstück liegen. Ist das Kind größer, so gehören zu seiner Bekleidung Leibchen, Höschen, Röckchen, Kleid, Lätzchen und Nachtrock, später noch Strümpfe, Strumpfhalter (keine runden Strumpfbänder) und Schuhe.

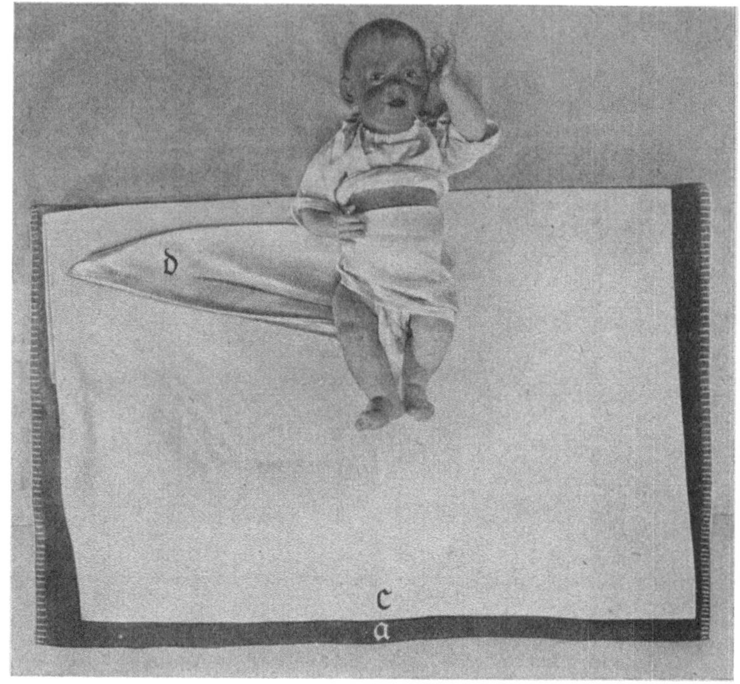

Abb. 17. Zweite Wickeltour. Erster Teil.
Der linke Seitenzipfel der dreieckig gelegten Windel (b) ist nach rechts glatt um den Leib
des Kindes gewickelt.

Wie fassen wir nun das Kind an?

Vorsichtig nehmt ihr es von der Mutter oder aus dem Bettchen am besten auf den linken Arm und stützt ihm den kleinen Kopf, so, daß er auf eurem Arm ruht und an eurer Schulter gelehnt Halt hat. Ist das Kind ganz klein, so müßt ihr es möglichst waagerecht halten. Ist es größer, kräftiger, so kann es aufrecht sitzen, wobei ihr ihm durch eure rechte Hand den Rücken stützt. Ihr könnt es so abwechselnd einmal auf den rechten, einmal auf den linken Arm nehmen, doch müßt ihr immer das Köpfchen halten.

Wann dürfen wir kleine Kinder aufrichten?

Das dürft ihr nur dann, wenn die Kleinen es euch selbst anzeigen, indem sie ihr Köpfchen aufheben und sich aufrichten wollen.

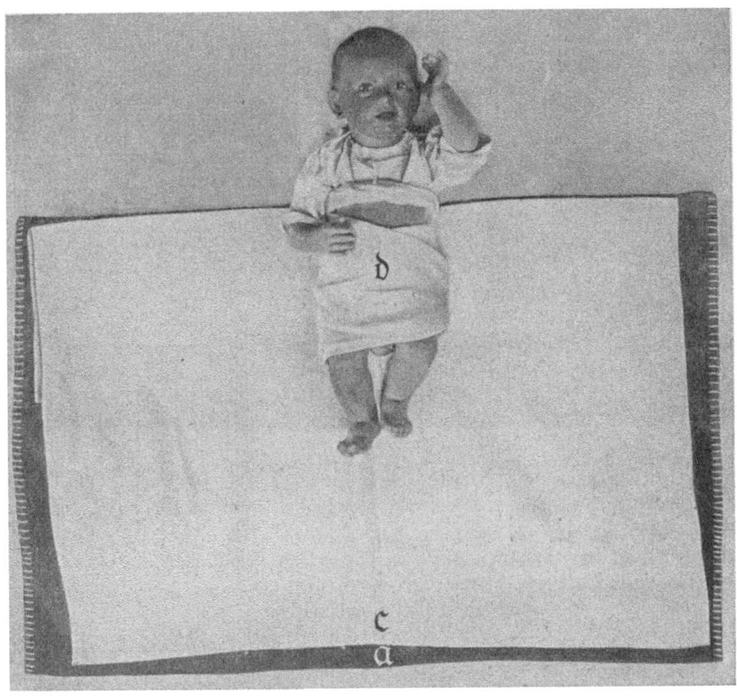

Abb. 18. Zweite Wickeltour. Zweiter Teil.

Der rechte Seitenzipfel der dreieckig gelegten Windel (b) wird nach links glatt über den nach rechts gewickelten Seitenzipfel gewickelt.

Wie sucht sich das Kind fortzubewegen?

Durch Kriechen mit Hilfe der Hände und Füße. Man richtet ihm dazu ein „Ställchen" ein, in dem es auf einer sauberen Decke herumkrabbeln kann (Krabbelbox). Auf diese Weise vermeidet es die Berührung schmutziger und staubiger Gegenstände (Schmierinfektion, Tuberkulose)[1].

Gehen lernt das Kind gewöhnlich mit dem Abschluß des ersten Lebensjahres. Man soll sich aber hüten, es zu früh auf die Beine zu stellen. Die Knochen sind noch zu weich, sie müssen erst erhärten!

---

[1] Trotzdem oft Hände waschen und Nägel reinigen, namentlich vor dem Essen.

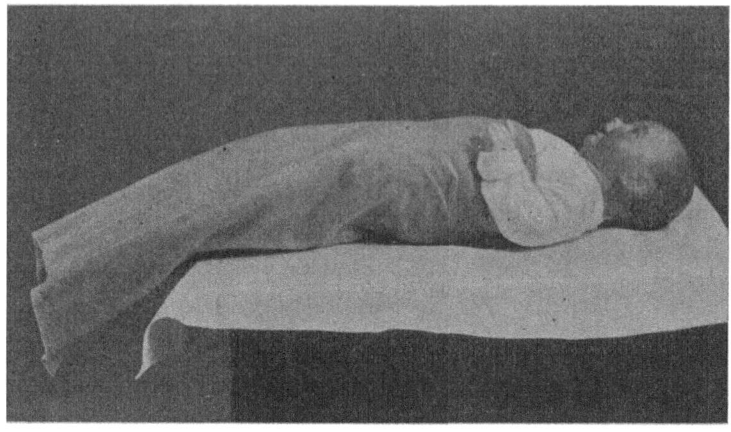

Abb. 19. Dritte Wickeltour.

Die nach innen umgeschlagene Windel (c) ist um das Kind gewickelt, Hembchen und Jäckchen darübergezogen und auf dem Rücken glatt übereinander gelegt. Das sichtbar werdende Gummistück (b) muß so klein sein, daß es beim Umschlagen nach vorn das Kind **niemals ganz einschließen** und nach unten nicht über die Füßchen hinausreichen kann. Gummihöschen sind verboten!

Wodurch können wir den Körper des Kindes kräftigen?

Durch gelegentliche leichte turnerische Übungen: Auf den Bauch legen (Kräftigung des Brustkorbes, bei ganz jungen Kindern Stär-kung der Nacken- und Rückenmuskeln), Ärmchen heben (wie groß bist du?), „Wattepusten" (Kräftigung der Atmungswerkzeuge), Schaukelstuhl und dergleichen. Anleitung erteilt die Fürsorge.

Für die Selbstarbeit.

1. Zeichne die einzelnen Wickeltouren.
2. Wickele deine Puppe vorschriftsmäßig.
3. Arbeiten für die Handarbeitsstunde: ein Hembchen, ein Überziehjäckchen, ein Leib-chen, ein Windelhöschen, eine Windel, ein Lätzchen, ein Nachtröckchen, ein Mütz-chen, eine Spielschürze.
4. Berechne den Preis einer einfachen Säuglingsausstattung (Ladenpreis, Selbst-anfertigung).
5. Mit Vaters Hilfe ein Laufställchen bauen. Modell aus Pappe.

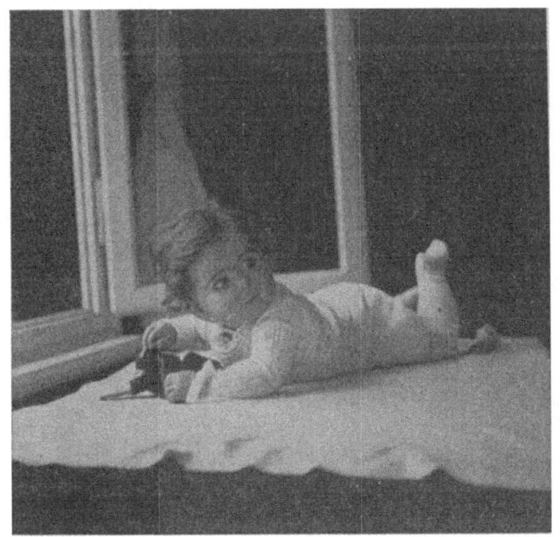

Abb. 20.

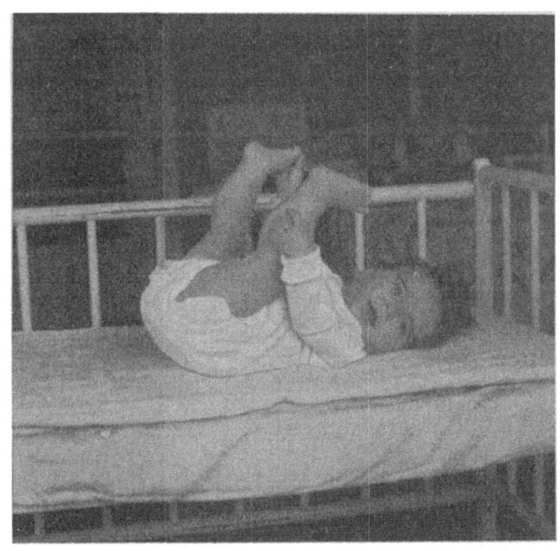

Abb. 21.

Abb. 20 und 21. Einfache turnerische Übungen.

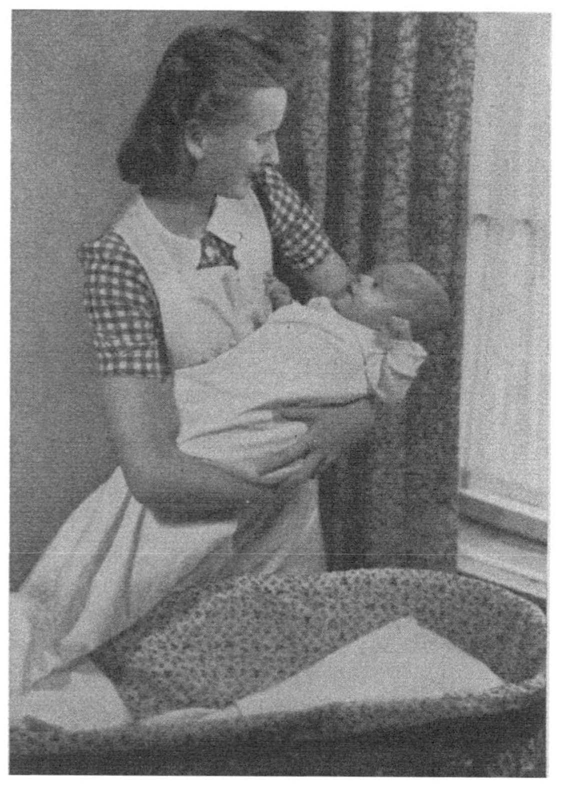

Abb. 22. Herausnehmen des Säuglings aus dem Korb.

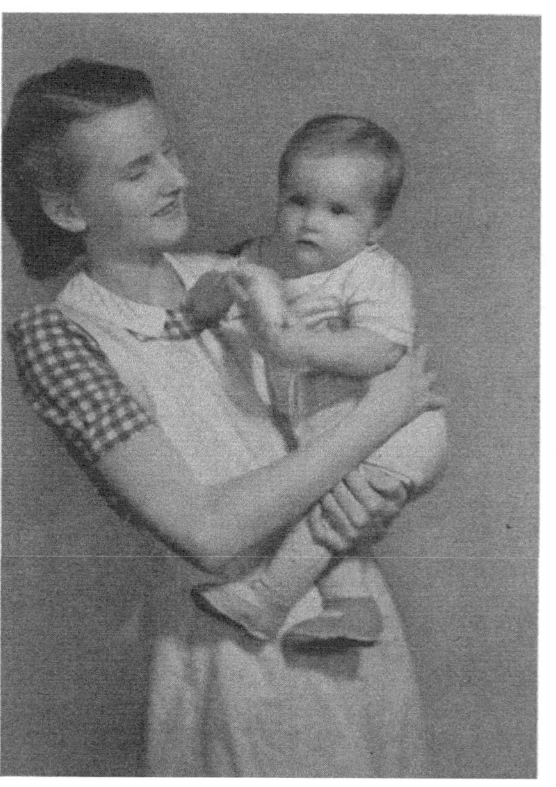

Abb. 23. Halten des älteren Säuglings.

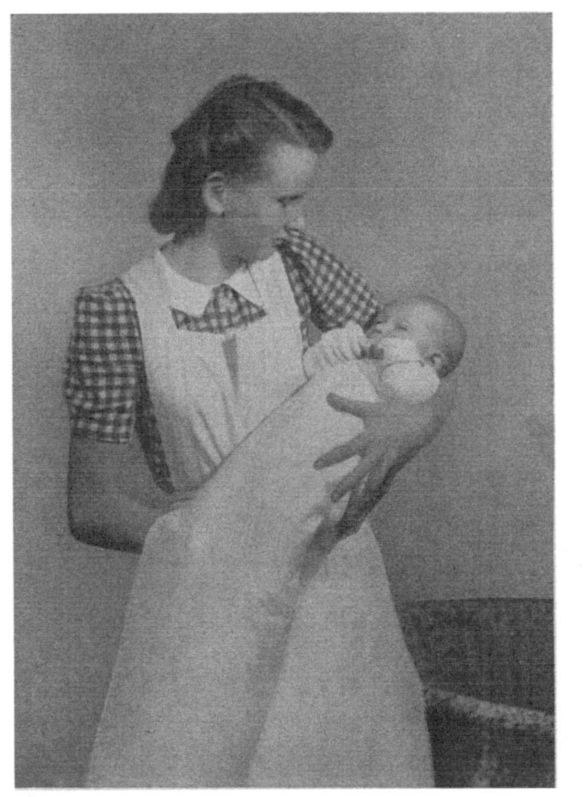

Abb. 24. Tragen des kleinen Kindes.

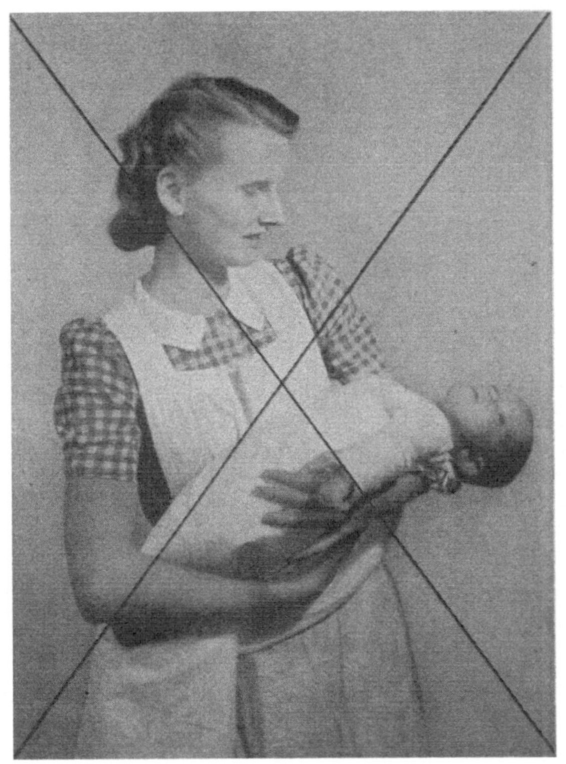

Abb. 25. Verbotenes Halten des Säuglings.

V. Bett und Zimmer des Säuglings.

Was gehört zu einem Säuglingsbett?

Ein Waschkorb und später eine Kinderbettstelle. Der Kinderwagen muß so beschaffen sein, daß er richtig ausgelüftet werden kann. Darin liegt zuunterst ein Stroh= oder Häckselsack oder eine Matratze[1]. Man schützt diese vor Nässe durch eine Gummiunterlage. Darüber breitet man ein Laken oder Windeln. Ein Kopfkissen (Roßhaar) ist nicht unbedingt nötig. Zum Zudecken sind ein oder zwei Wolldecken in waschbarem Bezug am praktischsten. Leichte Federbetten sind nur für kühle Tage. Sie dürfen nicht festgestopft sein, damit sie die Aus= dünstungen des Körpers nicht beeinträchtigen. Daß ein solches Kin= derbett täglich gelüftet und geklopft werden muß, ist selbstverständ= lich. Erwähnen wollen wir hier auch die vielfach bevorzugte Torf= mulltrockenbettung.

Wo steht das Bettchen am besten?

An einer geschützten hellen Stelle des Zimmers, und zwar so, daß man von allen drei Seiten herantreten kann und dem Kinde das grelle Licht nicht lästig wird. Lampe abblenden! Als Fliegen= schutz hängt man ein großes Stück Gaze über das ganze Bett, jedoch so, daß es dem Kinde nicht ins Gesicht fällt. Bügel aus Weidenruten selbst anfertigen!

Zu Abb. 26. Korb und dazugehörige Gegenstände.

A Strohsack mit einem Bezug aus festem Stoff, an dem einen Ende zum Knüpfen, damit das Stroh erneuert werden kann.

B Gummistück zum Schutze des Strohsacks vor Durchnässung.

C Kleines Bettuch, 85 cm lang, 60 cm breit.

D Kleines Gummistück, 50 cm lang, 40 cm breit.

E Unterlage aus dickem Stoff, Molton oder Barchent, 60 cm lang, 50 cm breit.

F Kopfkissen (Federfüllung) mit buntem Bezug, 50 cm lang, 40 cm breit.

G Leichte Federdecke mit buntem Bezug, 75 cm lang, 55 cm breit.

H Wärmflasche, einfache Weißbierflasche aus Steingut mit dichthaltendem Patent= verschluß, in die möglichst heißes Wasser gegossen wird. Zum Schutze gegen Ver= brennungen wird

J ein Überzug darübergezogen.

K Mullschleier zum Schutz gegen Fliegen.

---

[1] Einfach und praktisch ist eine Matratze mit Holzwollfüllung.

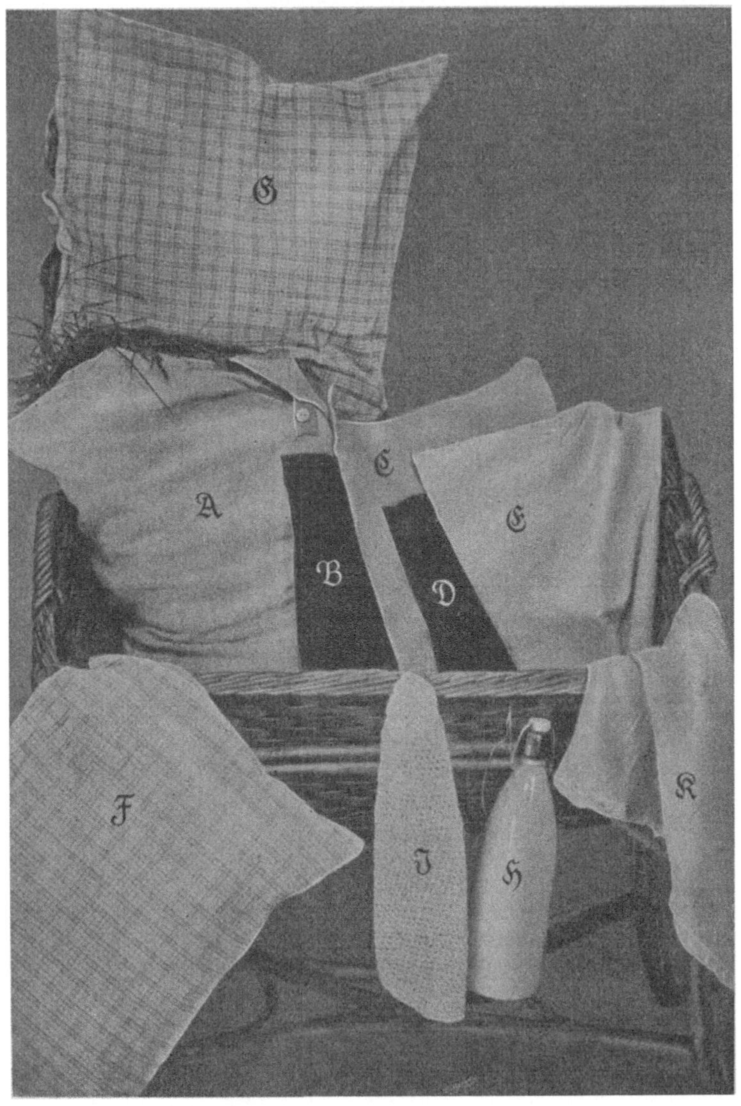

Abb. 26. Korb und dazugehörige Gegenstände.

Je nachdem es die Witterung erlaubt, darf das Bettchen auch im Freien stehen. Frische und reine Luft ist die Schwester der Sauberkeit und für das Gedeihen des Säuglings von größter Wichtigkeit. Luft-Sonnenbäder nur nach ärztlicher Anweisung. Gefahr!

Was müssen wir über das Zimmer des Säuglings wissen?

Es soll hell und sonnig, trocken und gut lüftbar sein. Staubfänger (Plüschmöbel, Teppiche, Vorhänge aus Wollstoff) sind möglichst zu vermeiden. Die dem Säugling zuträgliche Zimmertemperatur beträgt 18—20 Grad Celsius. Beim Reinigen des Zimmers keinen Staub aufwirbeln! Dielen feucht aufwischen, auch Staub feucht wegwischen. Alle Menschen, die im Zimmer aus- und eingehen, bringen an ihren Schuhsohlen Straßenschmutz mit herein, der auf dem Fußboden des Zimmers liegenbleibt. So sind unzählige Krankheitskeime mit ins Zimmer gebracht worden, die, aufgewirbelt und vom Säugling eingeatmet, in seinem zarten Körper Krankheiten hervorrufen können. Schmutzige Wäsche darf nicht auf dem Fußboden umherliegen, Wäsche nicht im Zimmer getrocknet werden. In den heißen Sommermonaten ist das Säuglingszimmer möglichst kühl zu halten.

Zu Abb. 27. Bett und dazugehörige Gegenstände.

C Gummistück zum Schutze der Matratze vor Durchnässung von gleicher Größe wie diese.

D Bettuch aus Leinen, 120 cm lang, 90 cm breit.

E Kleines Gummistück, 50 cm lang, 45 cm breit, wird in die Mitte des Bettes gelegt, um zu vermeiden, daß das Bettuch täglich erneuert werden muß.

F Unterlage aus dickerem Stoff (Molton oder Barchent), 60 cm lang, 50 cm breit.

G Kopfkissen (leichte Federfüllung) mit Leinenbezug, 90 cm lang, 65 cm breit.

H Doppelt gelegtes Leinentuch zum Schutze des Kopfkissens, wenn das Kind speit, 65 cm lang, 65 cm breit.

J Leichte Wolldecke mit Leinenbezug, 90 cm lang, 65 cm breit.

K Leichte Federdecke mit Leinenbezug, 75 cm lang, 55 cm breit.

L Wärmflasche; einfache Weißbierflasche aus Steingut mit dicht haltendem Patentverschluß, in die möglichst heißes Wasser gegossen wird. Zum Schutz gegen Verbrennungen wird

M ein Überzug darüber gezogen.

N Kleines, dreieckig gelegtes Speituch zum Vorlegen beim Trinken der Flasche.

O Mullschleier zum Schutz gegen Fliegen.

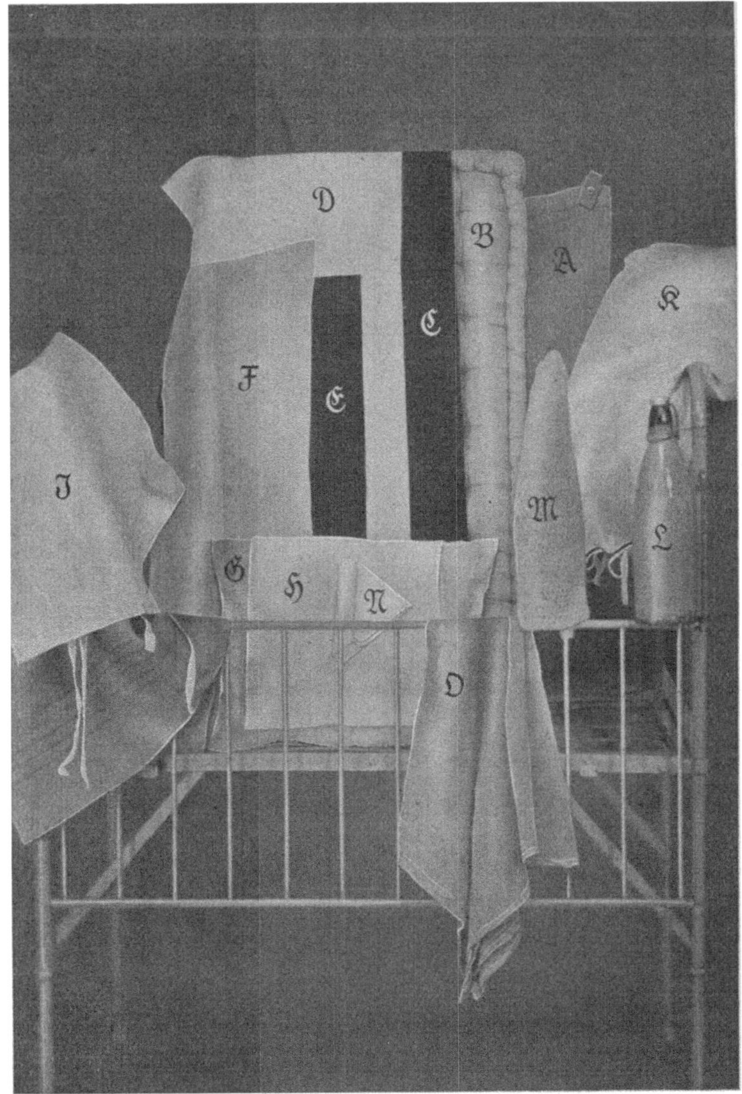

Abb. 27. Bett und dazugehörige Gegenstände.

A Zugeschnittenes Stück starkes Leinen, der Größe der Matratze entsprechend. Auf dem
Boden des Bettes festzuspannen: Matratzenschoner.

B Matratze mit Roßhaar, Holzwolle oder indischer Pflanzenfaser gefüllt, 96 cm lang,
53 cm breit, 10 cm hoch).

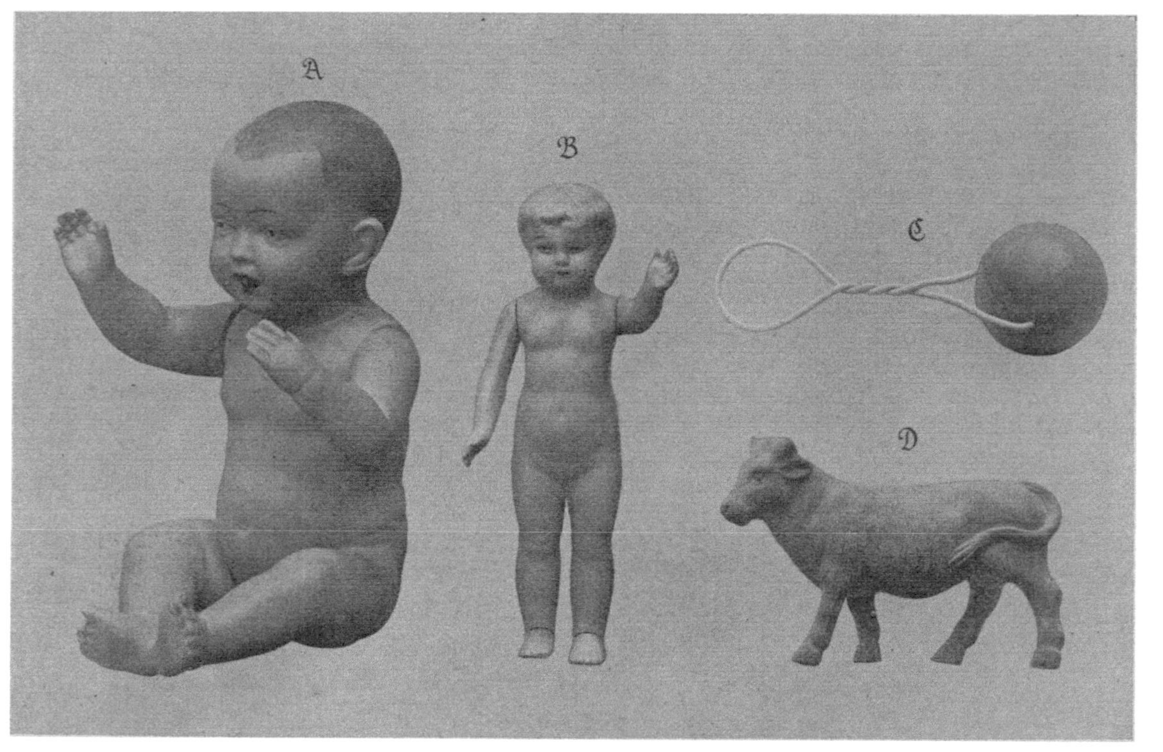

Abb. 28. **Erlaubte** Spielsachen.

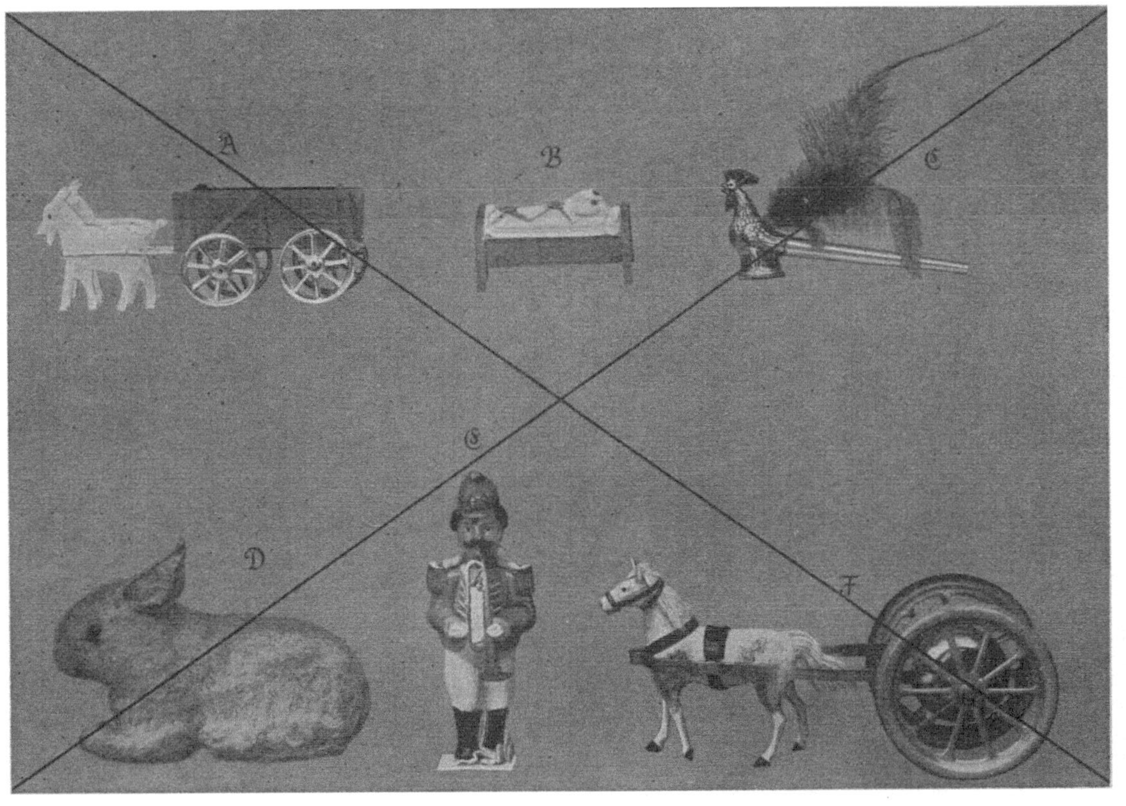

Abb. 29. **Verbotene** Spielsachen.

Abb. 28. **Erlaubte** Spielsachen (siehe S. 36):

Sie müssen

gut abwaschbar,
leicht an Gewicht
und haltbar sein.

Sie dürfen

nicht mit **bunten Farben** bemalt,
nicht eßbar,
nicht aus Blei sein,
keine scharfen Kanten haben.

Diesen Vorschriften entsprechen Puppen aus Zelluloid wie A und B, die Klapper aus Zelluloid C, die Kuh aus Gummi D.

Abb. 29. **Verbotene** Spielsachen (siehe S. 37); da:

nicht waschbar: Die Spielsachen lassen sich nicht waschen, z. B. der wollene Hase D;
schwer an Gewicht: Der Säugling kann unmöglich Pferd mit Klingel (F) in der Hand halten;
mit bunten, giftigen Farben bemalt: Wagen mit Pferden (A);
aus Blei hergestellt: Trompete (C); mit scharfen Ecken und Kanten versehen.

Der Säugling leckt an dem giftigen Blei und kann erkranken; an den scharfen Ecken und Kanten verletzt er sich;

aus eßbaren Stoffen hergestellt: Man weiß nicht, woraus Bett mit Zwillingspärchen (B), Trompeter (C) hergestellt sind. Der Säugling lutscht daran und kann erkranken. Alle eßbaren Spielsachen sind verboten;

nicht haltbar: die Spielsachen sind schlecht gearbeitet und zerbrechen leicht.

Für die Selbstarbeit.

1. Anfertigen: Puppenbett, Bettstelle, Holzwollmatratze mit Überzug, Fliegenschutz, Spielhöschen.
2. Beurteile eure Wohnung, wie sie ist und wie sie sein müßte.
3. Beurteile die im Gebrauch befindlichen Kinderwagen.
4. Das Spielzeug des Säuglings, des Kleinkindes.
5. Erfinde Spiele zur Kräftigung des kleinen Körpers.
6. Suche nach alten und neuen Wiegenliedern.
7. Der Säugling und das Kleinkind auf dem Spielplatz, im Straßenverkehr der Großstadt.

VI. Die Ernährung des Säuglings und des Kleinkindes.

Woraus besteht die Nahrung des Säuglings?

Am besten bekommt ihm die natürliche Nahrung, die Muttermilch. Die vorsorgliche Natur hat sie jeder Mutter mitgegeben. In ihr sind alle Bestandteile enthalten, welche der kindliche Organismus zu seinem Aufbau bedarf.

Wie oft nährt die Mutter das kleine Kind?

5—6mal am Tage, alle 3—4 Stunden; nachts bekommt das Kind nichts. Länger als 20 Minuten soll das Kind nicht bei der Mutter trinken. Die genossene Milchmenge läßt sich durch Wägen des Kindes vor und nach der Mahlzeit feststellen. Die Mutterbrust muß stets leer getrunken werden. Etwaiger Überschuß an Muttermilch nimmt die NSV. in ihren Muttermilch-Sammelstellen gern gegen Entgelt entgegen.

Was ist zu tun, wenn die Muttermilch nicht ausreicht?

Dann darf die Mutter das Kind nicht absetzen, sondern muß den Arzt fragen. Das Kind bleibt an der Brust und bekommt nur so viel aus der Flasche dazu, wie es nötig hat.

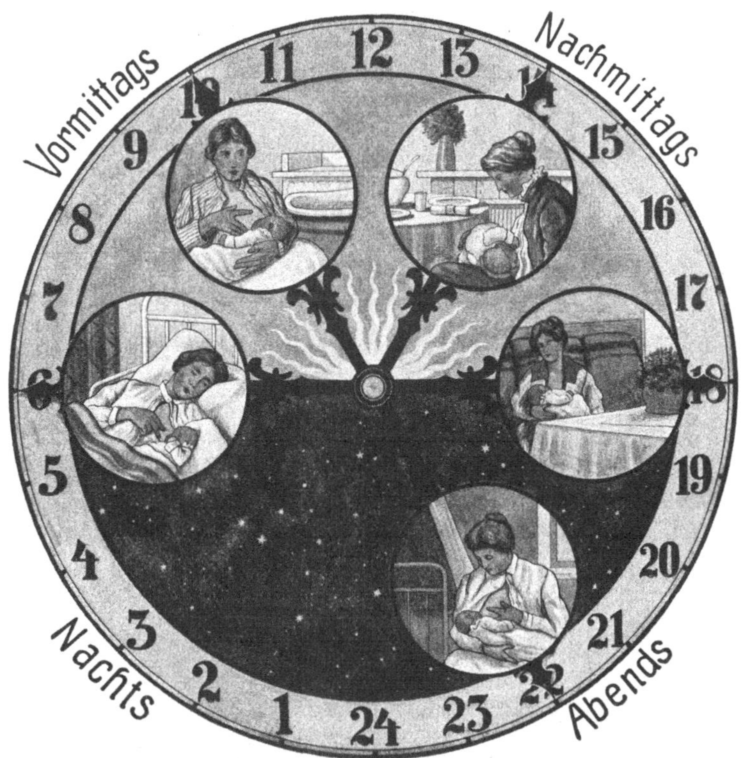

Abb. 30. Stillende Mutter.

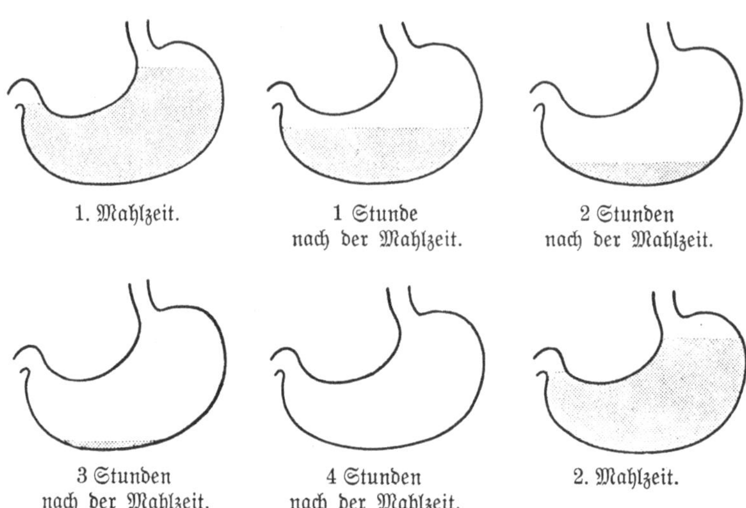

1. Mahlzeit.

1 Stunde
nach der Mahlzeit.

2 Stunden
nach der Mahlzeit.

3 Stunden
nach der Mahlzeit.

4 Stunden
nach der Mahlzeit.

2. Mahlzeit.

Abb. 31. Warum müssen zwischen den Mahlzeiten Pausen gemacht werden? Der Magen darf erst dann wieder mit einer neuen Mahlzeit gefüllt werden, wenn er ent= leert ist. Dies ist 3—4 Stunden nach der Nahrungsaufnahme der Fall.

Womit werden Kinder ernährt, welche die Muttermilch ganz entbehren müssen?

Gewöhnlich mit Kuhmilch, die mit Wasser oder Haferschleim ver= dünnt ist, weil der kindliche Magen Vollmilch noch nicht verträgt. Die Milch muß gut und frisch sein. Der Mischung, die das Kind bekommt, wird etwas Zucker zugesetzt (zu jeder Mahlzeit etwa 1—2 Teelöffel). Die Trinkmenge richtet sich nach dem Körper= gewicht des Kindes (etwa ein Zehntel des Gewichts) und darf bis Ende des ersten Lebensjahres einen Liter täglich nicht übersteigen. Wird der Magen überladen, so verursacht er wie beim großen Menschen heftige Beschwerden, die dann der Grund für die Un= ruhe und das Schreien des Säuglings sind. Das gesunde Kind bekommt die Flasche 5=, höchstens 6mal am Tage, nachts über= haupt nicht.

Was tun wir, wenn das Kind erbricht?

Ihr dreht das Köpfchen vorsichtig auf die Seite, damit das Er= brochene aus dem Mundwinkel herausläuft und säubert es mit feinem Speituch. Wenn das Kindchen sich verschluckt, hebt ihr schnell seine beiden Ärmchen nach oben.

Wie muß eine Tiermilch gewonnen und besorgt werden, damit sie für die Ernährung geeignet ist?

1. Sie muß von gesunden Tieren aus einem sauberen Stall kommen.
2. Sie muß sauber gemolken werden.
3. Sie muß in sauberem Gefäß geholt werden.
4. Sie muß kurz (2—3 Minuten) abgekocht und darauf sofort kalt gestellt werden.
5. Sie muß bis zum nächsten Vormittage aufgebraucht sein.
6. Sie muß zugedeckt und kalt stehen.

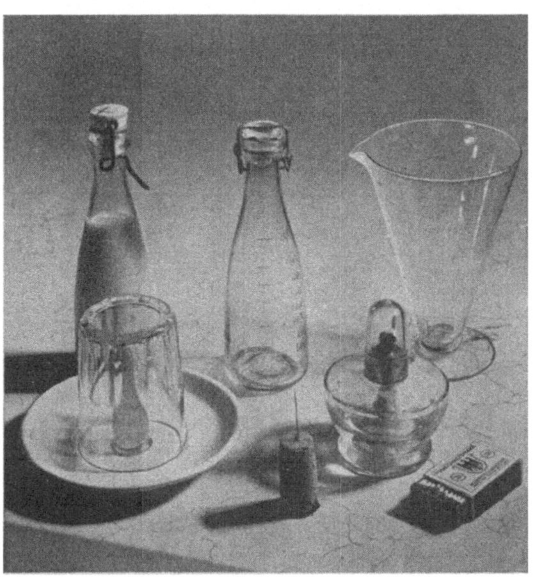

Abb. 32. Die brauchbare Flasche; Gegenstände für die Saugerbehandlung.

Wie wird dem Kinde die Nahrung zugeführt?

Mit der Flasche, am Ende des ersten Jahres auch schon aus der Tasse. Die Mischung der Nahrung muß mit peinlichster Sorgfalt geschehen.

Wie muß eine brauchbare Flasche beschaffen sein?

Sie muß innen ganz glatt sein, damit sich kein Schmutz festsetzt, und genau nach Kubikzentimetern (Gramm) eingeteilt sein, damit ihr wißt, wieviel das Kind trinken darf. 1000 g (ccm) sind soviel wie ein Liter; 200 g, also $^1/_5$ Liter, soll eine Säuglingsflasche fassen. Nach Strichen eingeteilte Flaschen dürft ihr nicht gebrauchen, denn sie sind meist ungenau. Ihr könnt leicht den Säugling überfüttern, und das ist gefährlich.

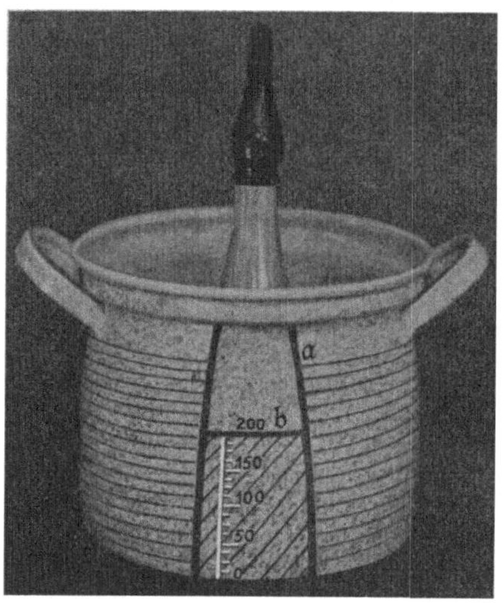

Abb. 33. Erwärmen der Flasche.
Ᾱ gefüllte Flasche steht so im Topf, daß der Wasserspiegel (a) über die Milchmenge (b) herausragt.

Wie erwärmen wir die Flasche?

Ihr gießt Wasser in einen Kochtopf, stellt die Flasche hinein und erhitzt das Wasser über dem Feuer, bis die Milch in der Flasche trinkrecht ist, d. h. etwa Körperwärme hat.

Wie prüfen wir die Nahrung des Kindes?

Ihr dürft nicht etwa aus dem Sauger des Kindes oder aus der Flasche selbst kosten, sondern gießt vorsichtig ein paar Tropfen auf den Handrücken und prüft Geschmack und Temperatur der Milch.

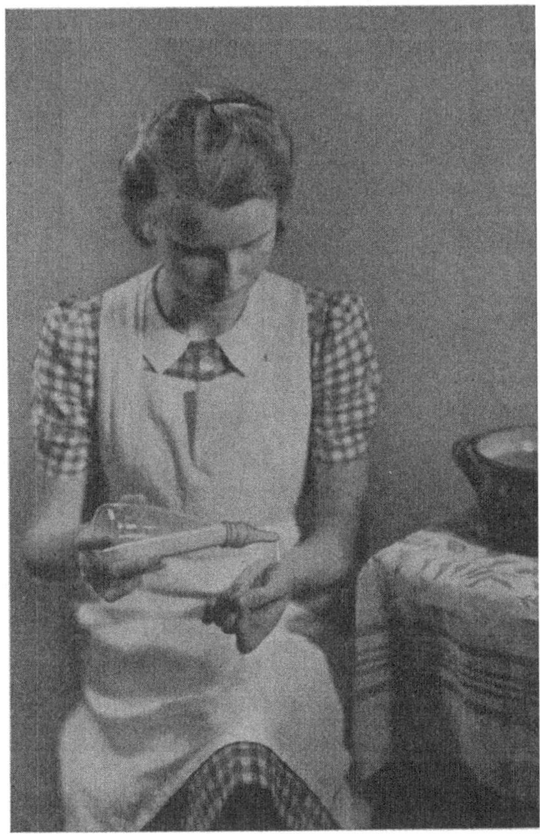

Abb. 34. Prüfen des Geschmacks der Nahrung.

Ihr dürft sie niemals zu heiß geben (Verletzung der Mund= und Magenschleimhäute).

Wie trinkt das Kind seine Flasche?

Auf der Seite liegend wird ihm ein Speitüchelchen[1] vorgelegt. Bevor ihr die Flasche reicht, wascht ihr euch die Hände.

Wann erhält das Kind seine erste Flasche?

Wenn es aufwacht.

---

[1] Heißt auch Pichel oder Lätzchen.

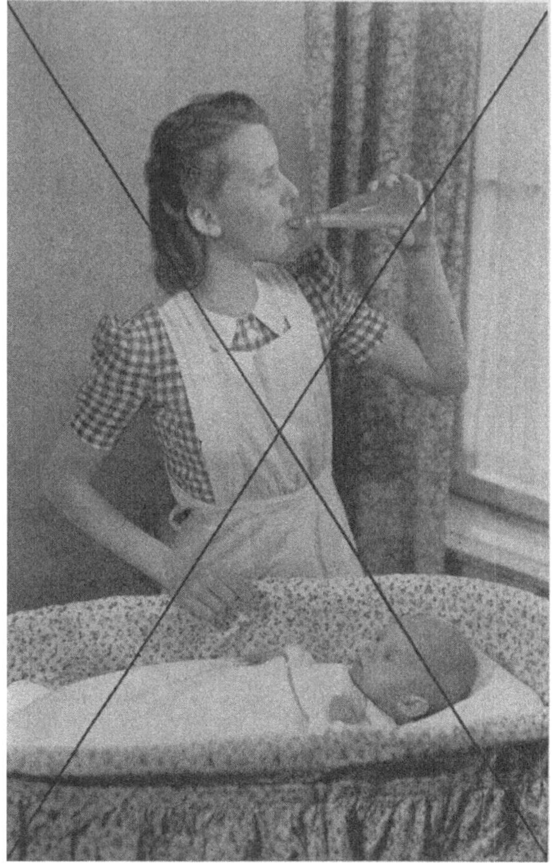

Abb. 35. **Verbotenes**, für den Säugling **schädliches** Prüfen der Nahrung.

Muß das Kind immer die bestimmte Portion austrinken?

Nicht immer; wenn es sich weigert und die Flasche selbst zurück=
stößt, könnt ihr sie fortnehmen.

Was macht man mit dem Rest, den das Kind in der Flasche zurückläßt?

Der Rest kann in der Wirtschaft verwendet werden. Ihr merkt
euch aber an der Grammeinteilung der Flasche, wieviel zurückblieb,
damit die Mutter genau berechnen kann, wieviel das Kind am Tage

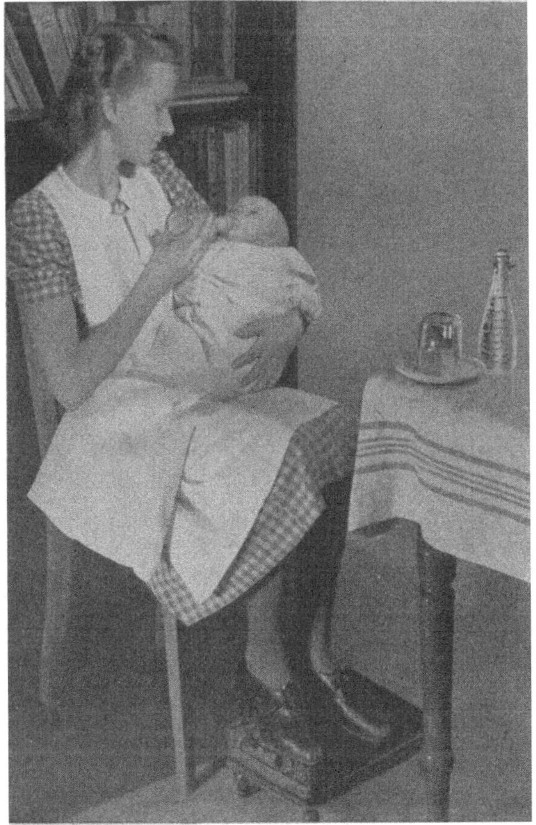

Abb. 36. Lage des Säuglings auf dem Schoß der Schwester beim Trinken.
Die Füße der Schwester ruhen auf einer Fußbank.

getrunken hat. Die Flasche müßt ihr sofort mit Wasser und Bürste oder reinem Sand säubern, damit kein Milchrand in derselben bleibt. Sie wird mit der Öffnung nach unten in ein sauberes Gefäß gestellt und vor der nächsten Benutzung nochmals gründlich gereinigt.

Wie reinigen wir eine Flasche gründlich?

Dem zum Reinigen bestimmten Wasser setzt ihr etwas Soda hinzu und laßt die Flasche darin einige Stunden liegen. Dann wird sie ordentlich ausgebürstet, mehrere Male mit frischem Wasser

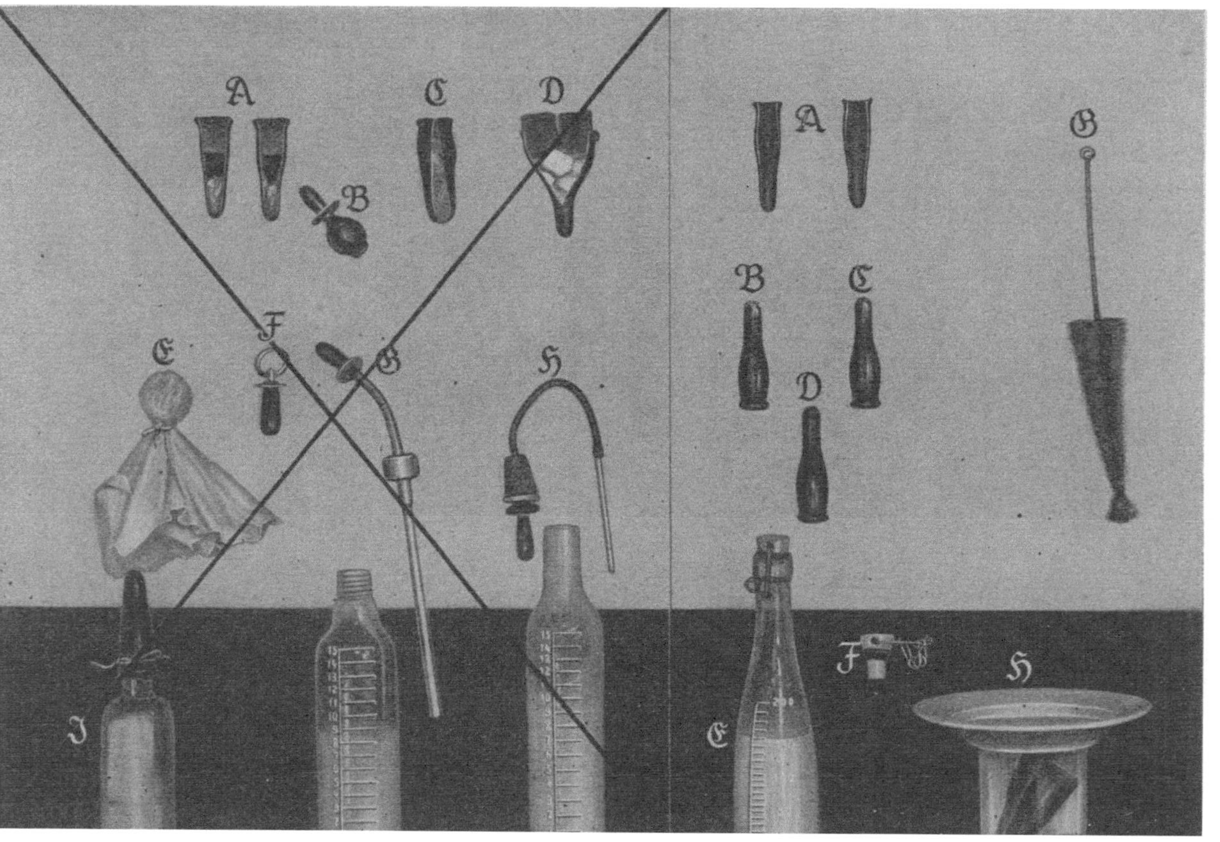

Verboten.   Abb. 37. Schnuller und Flaschen.   **Richtig.**

A bis J
verbotene Schnuller und Flaschen.

Schnuller.

A und D Schnuller mit Zucker gefüllt und mit Pfropfen abge-
schlossen (aufgeschnitten). Der Speichel des Säuglings wird
durch das im Schnuller verbotenerweise befindliche Loch den
Zucker erweichen. Das ist für den Säugling schädlich.

B Schnuller mit einem musikmachenden Ballon.

C Schnuller, mit Zeitungspapier gefüllt (aufgeschnitten). Der Speichel des Kindes wird das Zeitungspapier erweichen; die Drucker-
schwärze kann dann in den Mund des Säuglings kommen.

E Lutschbeutel aus Leinwand mit gekautem Brot.

F Schnuller mit Aluminiumring.

**Verboten sind alle diese Schnuller, weil sie unsauber und
nicht zu reinigen sind.**

Flaschen.

G Strichflasche mit Glasrohr und Metallansatz.

H Strichflasche mit Glasrohr, durchbohrtem Pfropfen und Gummi-
schlauch.

J Flasche ohne Maßeinteilung mit einem mit Schnur festgebun-
denen Schnuller.

Verboten sind alle diese Flaschen, weil
1. **Stricheinteilung ungenau ist und dadurch**
2. **die Nahrungsmengen nicht richtig abzumessen sind,**
3. **gute Reinigung ausgeschlossen ist.**

A bis G **einzig richtige** Flasche und erlaubte Schnuller.

Schnuller.

A Durchschnitt eines Schnullers, zum Lutschen aus Gummi ohne
Loch, ohne Zucker, ohne Papier, ohne Pfropfen.

B C Schnuller für die Flasche. Auf dem Schnullerkopf 2—3 kleine
Löcher zum Durchgehen der Nahrung.

D Gesamtbild eines Schnullers ohne Loch (zum Lutschen).

Flasche.

E Einzig richtige Flasche mit Grammeinteilung und sicherem Verschluß mit Gummiring.

F Flaschenverschluß.

G Flaschenbürste zum Reinigen der Flasche.

H Glas, mit einem Teller zugedeckt, in dem mehrere Schnuller für
den Tagesgebrauch trocken aufbewahrt werden.

gespült und umgestülpt, damit sie abtropft. Sicherer ist noch, sie in einem Topf mit Wasser auszukochen. Den Flaschenverschluß behandelt man ebenso.

Wie reinigen wir einen Sauger?

Ihr säubert den Sauger gründlich von den Milchresten und spült ihn in ganz heißem Wasser durch. Aufheben müßt ihr die Sauger trocken in einem sauberen Gefäß, welches stets zugedeckt sein muß. Ebenso müßt ihr immer darauf achten, daß sich nie Flie=gen auf die Saugerspitze setzen und daß kein Staub darauf fällt.

Was tun wir, wenn ein Kind schreit?

Ihr seht nach, ob es naß ist, ob es unbequem liegt oder zu warm bedeckt ist. Wenn es trotz aller Beruhigung weiterschreit, dann laßt ihr es schreien. Schreien ohne Grund schadet dem Kinde nichts. Es ist sogar recht gesund für seine Lungen. Doch wenn ein Kind, das sonst ruhig war, die ganze Nacht durch schreit und dauernd unruhig bleibt, muß der Arzt gefragt werden.

Wenn es sehr warm ist, schreit das Kind manchmal auch aus Durst, dann darf es etwas abgekochtes Wasser oder dünnen, leicht gesüßten Tee teelöffelweise zwischen den Mahlzeiten bekommen.

Dürfen wir dem Kinde zur Beruhigung einen Schnuller geben?

Es ist besser, wenn ein Kind von vornherein gar nicht daran gewöhnt wird. Es beruhigt sich zumeist auch ohne ihn.

Wenn ihr aber dem Kinde einen Schnuller gebt, der auf der Erde oder auf der Schmutzwäsche gelegen hat und vorher nicht ausge=kocht wurde, oder der gar mit Zucker gefüllt ist, dann bringt ihr das Kind in schwere Gefahr.

In welchem Alter beginnt man mit der Beikost für das Kind?

Etwa zu Anfang des 4. Monats: Grießbrei, leichte Fleischbrühe mit Grieß, Zwieback, Obstbrei, Quark, Kartoffelbrei, später dazu etwas Gemüse, Spinat, Mohrrüben, Spargel (Gemüsewasser wegen der darin enthaltenen Nährsalze nicht abgießen!), Schwarzwurzel, Apfelmus, Obstsaft. Die Beikost muß die Vitamine enthalten, welche für den Aufbau des kindlichen Körpers notwendig sind.

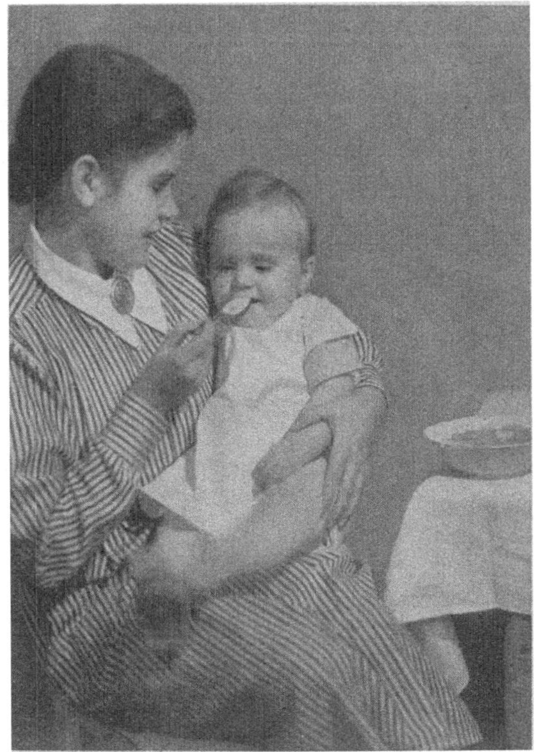

Abb. 38. Breifüttern mit Hornlöffel.

Wie gestaltet sich die Ernährung im weiteren für das Kleinkind?

Die tägliche Milchmenge wird allmählich eingeschränkt. Statt dessen gibt man Weißbrot, Butterbrot mit Quark, Pudding, fein= gewiegtes gekochtes Fleisch, Obst. Mit der Zeit gewöhnt man es an die Kost der Erwachsenen, mit dem Unterschied, daß zunächst noch alles in Breiform genossen wird.

Alle alkoholischen Getränke wirken auf den kindlichen Körper wie Gift.

Für die Selbstarbeit.

1. Bau einer Kochkiste.
2. Einrichtung einer Puppenküche.
3. Zeichnen: Magen des Kindes, Säuglingsuhr, Flasche mit Grammeinteilung.

4. Die Mutter wird befragt: Wer war Brust-, wer Flaschenkind? Vergleichen.

5. Prüfe eure Milch zu Hause. (Gießt man einen Tropfen Milch auf den Fingernagel, so läuft der Tropfen schnell auseinander, wenn sie verwässert ist.)

6. Im Haushaltsunterricht herstellen: Haferschleim, Grießsuppe, Zwiebackbrei, Spinat, Mohrrüben, Kartoffelbrei, Apfelmus, Limonade, Obstsaft, Kakao, Tee aus Pfefferminz, Lindenblüten, Fenchel, Kamillen.

7. Täglicher Speisezettel für ein Kind von ½, 1 und 2 Jahren.

8. Berechne Milchmenge, Ernährungskosten.

9. Ein Säuglingstagebuch anlegen, fleißig alle Beobachtungen eintragen.

VII. Das kranke Kind.

Woran erkennen wir ein gesundes Kind?

Es hat eine frische Hautfarbe, einen guten Appetit, eine geregelte Verdauung, gesunden Schlaf und nimmt langsam, aber regelmäßig an Gewicht und Körperlänge zu.

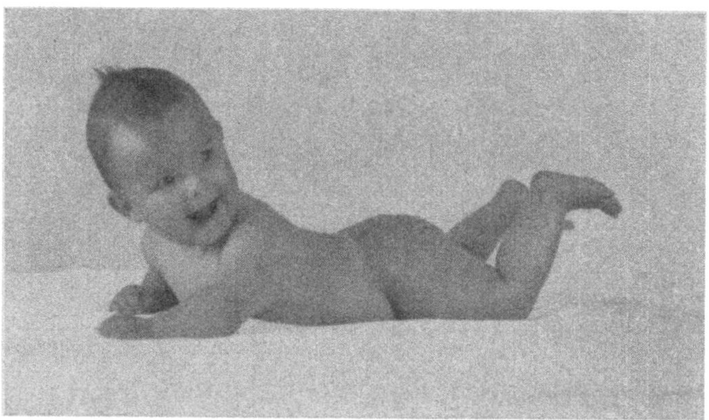

Abb. 39. Gesunder, mit Muttermilch ernährter Säugling.

Seine Augen haben einen lebhaften Ausdruck, und es lacht uns freudig an, wenn wir uns mit ihm beschäftigen. Die Körpertemperatur schwankt zwischen 36,6 und 37,3. Der Puls schlägt in der Minute etwa 100- bis 200mal. Es atmet 35—50mal in der Minute!

Krankheitszeichen.

Die Hautfarbe ist blaß, die Haut schlaff und trocken. Appetit, Verdauung und Schlaf sind unregelmäßig. Das Gewicht schwankt oder geht zurück. Die Körpertemperatur steigt, die Pulsschläge erfolgen schnell und sind kaum zu zählen. Die Händchen sind heiß, die Lippen borkig. Die Zungenspitze ist rot und trocken. Die Augen sind trübe und glanzlos. Das Kind ist verdrießlich und läßt sich schwer oder gar nicht beruhigen.

Was können wir tun, wenn ein kleines Kind krank ist?

Ihr selbst nichts. Die Mutter mißt das Kind (im After!) mit dem Fieberthermometer. (Das Thermometer wird an der Spitze eingefettet und vorsichtig in der Richtung der Wirbelsäule eingeführt.) Beträgt die Temperatur über 37,5, so hat das Kind Fieber. Fieber ist das Anzeichen einer beginnenden Krankheit und begleitet die Krankheit in ihrem Verlauf.

Am häufigsten sind Halserkrankungen. Starke Rötung oder Belag der Rachenhöhle sieht man recht gut, wenn man dem Kinde mit

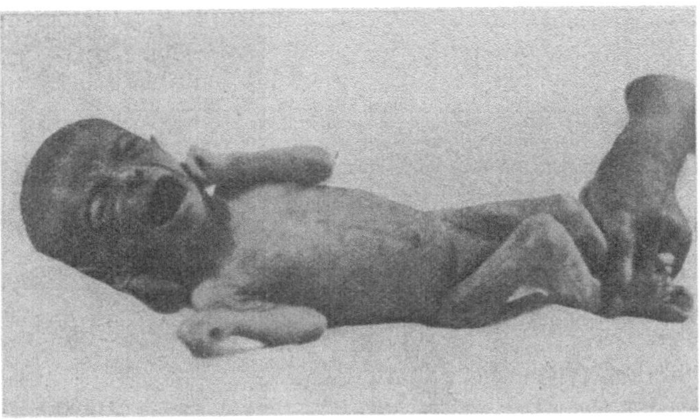

Abb. 40. Bild eines kranken Säuglings.

einem Teelöffel die Zunge herunterdrückt (Teelöffel nach Gebrauch sofort auskochen!).

Bei Durchfall beobachtet die Mutter den Stuhl und hebt ihn nötigenfalls bis zur Ankunft des Arztes zugedeckt auf. Bis dahin gibt sie auch statt der gewöhnlichen Nahrung nur Tee (dünnen Fenchel=, Pfefferminz= oder schwarzen Tee) mit Saccharin ge= süßt (200 g Tee = 1 Tablette).

Der vom Arzt verordnete warme Leibumschlag wird folgender= maßen ausgeführt: Man taucht ein zusammengefaltetes Tuch in heißes Wasser und legt es, nachdem es gut ausgerungen ist, glatt um den Leib, darüber kommt ein dickes Wollstück oder Tuch[1]. Ihr dürft dann das Kind aber nie aus dem Bettchen nehmen, sonst könnte es sich erkälten. Bei anhaltender Verstopfung Mutterberatungsstelle aufsuchen. Nicht überängstlich sein bei Kindern, die mit Muttermilch ernährt werden!

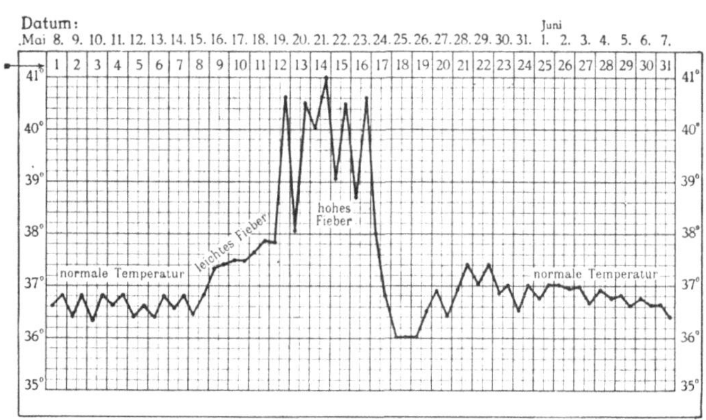

Abb. 41. Fieberthermometer.   Abb. 42. Fieberkurve.

Dürfen wir ein Kind küssen?

Wohl auf Stirn oder Wangen, aber nicht auf den Mund (An= steckungsgefahr!).

Wann kommen die ersten Zähne?

Im 6. oder 7. Monat. Gewöhnlich kommen die untersten mitt= leren zuerst durch.

Wann fängt man mit der Zahnpflege an?

Zu Anfang des zweiten Jahres. Man reibt die Zähnchen mit einem weichen, sauberen Läppchen ab. Später benutzt man zur

---

[1] Brustumschlag in ähnlicher Weise.

Säuberung der Zähne Schlämmkreide und eine weiche Zahnbürste. Im Alter von 3 Jahren putzt sich ein Kind schon selbst die Zähne, wenn ihr ihm öfters zeigt, wie das gemacht wird. Auch wird ein Kind in diesem Alter schon zum Gurgeln anzuleiten sein.

Durchbruch der Milchzähne.

1. Lebensjahr.

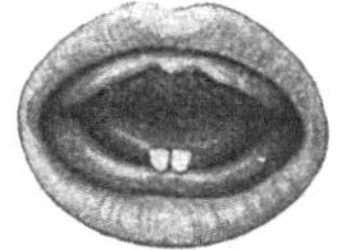 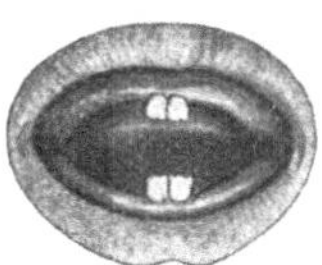 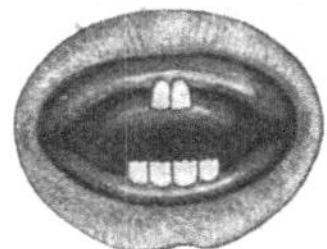 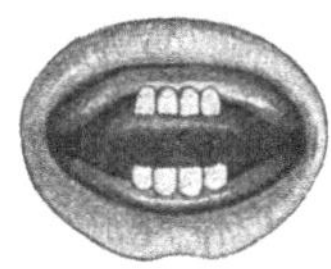

6. bis 7. Monat.   7. bis 8. Monat.   8. bis 9. Monat.   10. bis 12. Monat.

2. Lebensjahr.

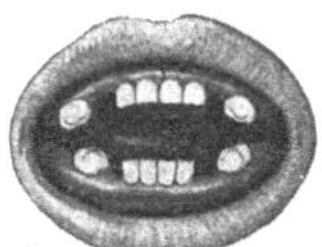 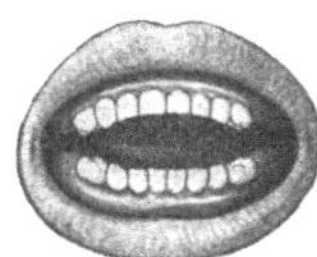 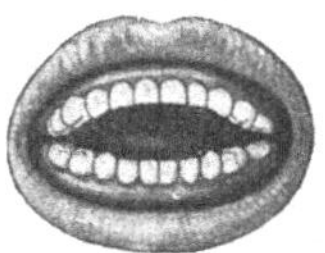

12. bis 15. Monat.   18. bis 20. Monat.   20. bis 24. Monat.

Abb. 43.

Wie kann man dem Säugling den Zahndurchbruch erleichtern?

Beißringe und Veilchenwurzel sauber gehalten, werden nicht schädlich sein. Durch Zahnhalsbänder kommen die Zähne keineswegs schneller und leichter.

Zahnkrämpfe, Zahnpocken, Durchfall, der vom Zahnen kommt, gibt es eigentlich nicht. Während des Zahnens ist der Säugling im allgemeinen anfälliger. Wird der Säugling während des Zahnens ernstlich krank, müßt ihr den Arzt rufen.

Sind Husten und Schnupfen auch Krankheiten?

Es sind meist Vorboten der Kinderkrankheiten und können für den Säugling sehr verhängnisvoll werden, darum auch bei Schnupfen und Husten ärztlichen Rat einholen und die Fürsorgesprechstunde aufsuchen.

Wie schützen wir den geimpften Säugling?

Nach der Impfung werden die kleinen Kinder nicht gebadet. Die Impfstellen werden so lange, bis die Nachschau stattgefunden hat und die Borken eingetrocknet sind (also 8—14 Tage), mit einer weichen Mullbinde umwickelt, damit die Kinder nicht kratzen können.

Wann bemerkt man die ersten Anzeichen von englischer Krankheit (Verbiegungen der Knochen, Verdickung der Gelenke, Schwitzen am Hinterkopf)?

Meist erst nach 6 Monaten und gewöhnlich im Winterhalbjahr. Das Kind muß in ärztliche Behandlung, muß viel in frischer Luft sein und zweckmäßig ernährt werden. Man soll es nicht zu früh auf die Beinchen stellen.

Was kann man tun, wenn ein kleines Kind Würmer hat?

Ihm die Händchen stets sauber halten — Fingernägel kurz schneiden. Häufig frische Wäsche anziehen und den Arzt oder die Fürsorgestelle aufsuchen.

Wo kann die Mutter sich in allen Angelegenheiten der Pflege Rat holen?

Beim Arzt. Außerdem gibt es überall in der Stadt — vielfach auch auf dem Lande — Fürsorgestellen. Diese haben den Zweck, die Mütter zu beraten, damit gesunde Kinder gesund erhalten bleiben und kranke Kinder rechtzeitig in ärztliche Behandlung kommen. Seit Jahren sind in diesen Beratungsstellen auch Kleinkinderfürsorgestellen und Kleinkinder-Erholungsheime angegliedert, welche die Überwachung des Kleinkindes bis zum vollendeten 6. Lebensjahre übernehmen, um es dann der Schulfürsorge und der Fürsorge der NSV. zu überlassen.

Für die Selbstarbeit.

1. Püppchen ist krank, mache ihm einen Halsumschlag.
2. Beobachtet gegenseitig eure Rachenhöhle, fühlt und zählt gegenseitig eure Pulsschläge.
3. Fingerverband machen, Mundspatel schneiden, Gurgelwasser herstellen.
4. Zeichnen: Zahnbilder, Fiebertafel, Fieberkurven.
5. Rechenaufgaben aus der Tabelle im Anhang.
6. Die Hausapotheke in einfachster Form. Kästchen dazu anfertigen.
7. Der Arzt wird geholt (Vorbereitungen).
8. Von Pünktlichkeit und Ordnung.

VIII. Anhang.

Maße im Haushalt.

1 Teelöffel . . . . =	5 g
1 Kinderlöffel . . . . =	10 g
1 Eßlöffel . . . . =	15 g
1 Tassenkopf . . . . =	120 g
1 Eßnapf . . . . =	250 g
1 Liter . . . . =	1000 g
1 Stück Würfelzucker durchschnittlich . . . =	5 g
Normale Trinkflasche, Inhalt . . . . . . =	200 g

Gereimtes zur Säuglingspflege.

Eh' du berührst ein kleines Kind
Sieh, ob die Hände sauber sind.
Die Nägel halte kurz und rein;
Vom „Giftrand" sind sie zu befrei'n.

Nimmst du ein Kindlein auf den Arm,
Sieh zu, daß es auch immer warm,
Daß trocken seine Höschen sind. —
Wenn naß die Windeln, schreit ein Kind.

Ziehst du ihm trock'ne Wäsche an
Und strampelt's voll Vergnügen dann,
Sieh dich nur vor, damit es nicht
Einmal verliert das Gleichgewicht.

Sorgfältig sollst du's waschen rein
Und trocknen dann und pudern fein.
Die Windeln mußt recht glatt du legen,
Doch so, daß es sich kann bewegen.

Wenn's müde ist, leg's lieb und nett
Ins reine eigne Kinderbett.
Bleib bei ihm, bis die Äuglein zu,
Und stör' nie unnütz seine Ruh'.

Sein Bettchen sei sein Zimmerlein.
Laß Licht und Luft und Sonn' herein,
Streich alle Fältchen schön heraus;
Dann ruht's bequem im kleinen Haus.

Wenn's froh am Morgen aufgewacht,
Wird's bald darauf ins Bad gebracht,
Die Ohren, Nase, Augelein,
Die mache stets gesondert rein.

Die Händchen, Haare, Haut, den Hals
Beachte aber ebenfalls.
Das Mündchen lasse ganz in Ruh';
Wenn du hineinfährst, sündigst du.

Wenn's nach dem Bad zur rechten Zeit
Sich auf sein volles Fläschchen freut,
So achte drauf: um keinen Preis
Darfst du es geben ihm zu heiß!

Ob warm, ob kalt die Flasche ist,
Mußt du zwar stets studieren,
Doch darfst du nie, mein liebes Kind,
Die Flasche selbst probieren.

Und hat es dann sein Fläschchen aus,
Bekommt ihm sicherlich der Schmaus,
Wenn es, wie das auch Große tun,
Ein Stündchen ungestört kann ruhn.

Du übst dann während dieser Zeit
Wohl an der Flasche Sauberkeit.
Besorge ja den Sauger richtig,
Denn das ist ganz besonders wichtig.

Die Fliege, die so harmlos scheint,
Ist jedes Säuglings ärgster Feind,
Wenn sie ihn auch nur kurz bedacht,
Bazillen hat sie doch gebracht.

Und weint es mal ganz ohne Grund,
So wisse, daß es ihm gesund;
Denn etwas muß nach allem Ruh'n
Doch auch der kleinste Mensch schon tun.

Es ist auch nie, das merke dir,
Dem kleinen Kind von Nutzen,
Wenn du mit deinem Taschentuch
Schmutznäschen ihm willst putzen.

Willst du wohl gar den ersten Zahn
Beim Brüderchen entdecken,
Dann darfst du nie dein Fingerlein
Dem Kind ins Mündchen stecken.

Hast Schnupfen oder Husten du,
Laß kleine Menschen ganz in Ruh',
Mag dann, dem Kind zum Segen,
Ein andrer trockenlegen.

Küss' niemals Kinder auf den Mund,
Es ist und bleibt stets ungesund.
Der Mund der Kinder, merk' es dir,
Ist mancher Krankheit erste Tür.

Heißer Tag.

Ich sah einmal einen Säugling mit Wolljäckchen und Wollmütze an=
gezogen und mit zwei Decken zugedeckt in einem Körbchen auf der Veranda
liegen. Es war im Juli, und die Sonne bestrahlte dieses Bild mit sengender
Glut. Der kleine Mensch schrie und wollte heraus. In Schweiß gebadet
lag er da. Endlich kam jemand und erlöste ihn aus seiner schrecklichen Lage.

Leichtere Kleidung, dünnere Decke, schattiger Veranden=
platz ließen ihn ruhig und sanft schlafen, und auf seinem Gesichtchen las
man Wohlbehagen und kindliche Dankbarkeit.

Strampelfreiheit.

Habt ihr schon einmal gesehen, wieviel Säuglinge zwar glatt und schön
in ihren Bettchen liegen, aber meist verdrießlich sind, und wenn man mit

ihnen spricht, gleich weinen? Seht sie euch mal unter der Decke an! Sie sind eingewickelt; müssen still liegen, wie in einem Schraubstock, weil die Mutter denkt, sie könnten sich erkälten oder die schöne Decke schmutzig machen.

Seht euch andere an, die nur eine Windel umgeknüpft oder ein leichtes Höschen anhaben und mit Ärmchen und Beinchen strampeln können, soviel sie wollen! Die Decke liegt zwar nicht immer grade, aber was schadet's, die Stimmung des kleinen Menschen ist gut. Er strampelt und kreischt vor Vergnügen, bis er müde ist und hofft dann, daß seine Pflegerin aufpaßt und ihn bedeckt, damit er sich nicht abkühlt und krank wird.

Sicherheitsnadeln.

Um die Wäsche zu schonen und das „Abstrampeln" zu verhindern, steckte eine Mutter die Windeln bei ihrem Kind mit einer Sicherheitsnadel zu. Das Kind strampelte doch, und die Nadel ging auf. — Zufällig kam die Nachbarin ins Zimmer und sah, wie das Kind, die Nadel als Spielzeug betrachtend, ins Mündchen führen wollte. — Was hätte passieren können, wenn die Nachbarin nicht dazu gekommen wäre!

Messer, Schere, Nadel, Licht —
Taugt für kleine Kinder nicht!

„Vor einem Jahr?"

a) Nägel.

Eine junge Mutter lachte mich einmal aus, als ich sie fragte, wo denn die Nagelschere für den Säugling sei. „Man wird doch die Nägel nicht jeden Tag schneiden", meinte sie. Auch habe ihre Großmutter ihr geraten, vor einem Jahre die Nägel eines Säuglings nie mit der Schere abzuschneiden, sondern, wenn es sein müsse, diese vorsichtig abzureißen oder „abzubeißen".

Den Nachteil der Großmuttermethode sah man bald an einem verbundenen Fingerchen des Kleinen. Der Nagel war eingerissen, und durch Bakterien, die in die kleine, aber offene Wunde gelangten, war eine Entzündung entstanden, die dem Kinde zwar nicht gleich gefährlich, aber doch schmerzhaft genug war.

b) Kopfhaut.

Es kam einmal eine alte ausgezeichnete Pflegefrau zu uns in die Anstalt, um uns ihr prächtig gediehenes Pflegekind zu zeigen. Es war tadellos gehalten und in vergnügter Stimmung. Appetit, Verdauung, Gewichtszunahme waren in guter Ordnung. Doch eins war nicht appetitlich, das Köpfchen. Überall zeigte es größere oder kleinere gelbe, borkige Stellen. Auf die Frage, warum sie dies Unschöne und Krankhafte nicht fortbrächte, war sie ganz erstaunt und sagte: „Es ist doch direkt ein Verbrechen, wenn man Kindern ‚vor einem Jahr‘ das Köpfchen mit Bürste und Kamm bearbeitet. Das Leben auf dem Kopfe darf nicht berührt werden." Wir zeigten ihr, wie man ohne alle Schwierigkeit mit etwas Öl, Watte und Kamm diesen „Grind oder die Kopfschuppen" leicht fortbringen kann. Sie war sehr verwundert, gleichzeitig aber froh, daß man ihr nicht zumutete, diese nach ihrer Ansicht harte Behandlung selbst an ihrem Kinde vorzunehmen.

c) Aberglauben.

Eine alte Frau in meinem Heimatdorfe, die ihr Enkelkindchen rührend liebte und auf ihre Art auch sehr gut pflegte, war unglücklich darüber, daß das Kind nicht zunahm, blaß und elend blieb und häufig im Schlaf zusammenschreckte. Als ihr gesagt wurde, der Arzt wäre der Ansicht, das Kind müßte eine andere Nahrung und Pflege erhalten, wurde sie ganz aufgeregt und sagte, sechs Kinder seien bei der gleichen Nahrung und Pflege gut gediehen, und sie ließe sich keine Vorschriften machen. Etwas nur hätte sie sich vorzuwerfen, das wäre einmal: das Kind hätte vor einem Jahr in den Spiegel geschaut und sei erschrocken. Daher die Schreckhaftigkeit. Zum andern: sie hätte das Kind vor einem Jahr der Nachbarin einmal durchs Fenster gereicht, und das sei schuld daran, daß ihr kleiner Pflegling nicht wachse und zunehme.

Schreckhaftigkeit.

Man wundert sich oft, wenn man an das Bett eines festschlafenden Kindes tritt, daß es bei dem geringsten Geräusch erwacht und zusammenschrickt. Das ist ein krankhaftes Zeichen. Wenn ihr an euern kleinen Pfleglingen so etwas beobachtet, meldet es stets der Mutter.

Überfütterung.

Es war einmal eine junge Mutter, deren kleiner Bube prächtig gedieh und immer vergnügt war. Nun wollte die Mutter gerne, daß er mit $\frac{1}{2}$ Jahr schon 20 Pfund wiegen sollte. Während er solange nur fünf Mahlzeiten bekam, gab sie ihm jetzt deren acht. Aber was geschah? Der kleine Mensch wurde verdrießlich und schlechter Laune, nahm nicht mehr recht zu, hatte zwar immer Appetit, aber keine geregelte Verdauung. Eines Morgens nach dem Baden sah die Mutter häßlichen Ausschlag und war ganz unglücklich, als der Arzt sagte: „Das Kind bekommt zu viel Nahrung; davon kommt der Ausschlag!" und weniger zu geben anordnete. Die Mutter glaubte, der kleine Mensch müßte nun vor Hunger sterben. Doch siehe da, der Ausschlag ging zurück, wenn auch nicht so schnell, als er gekommen; aber die Stimmung des Kleinen wurde besser, auch die Verdauung regelte sich wieder. Da sah die Mutter, daß der Rat des Arztes gut war und hat ihn fortan gern befolgt.

Ein anderes Kind hatte durch Überfütterung in der ersten Lebenszeit die gefürchtete englische Krankheit bekommen. Seine Unbeholfenheit auf den Beinchen, sein blasses, aufgeschwemmtes Gesicht, die schlaffe Körperhaltung und krummen Beinchen waren Strafe genug für seine Pflegeeltern, die es nicht übers Herz bringen konnten, die Nahrung auf den Rat des Arztes einzuschränken.

Sauger mit Glasröhre.

Bei einem Spaziergang durchs Dorf gesellte ich mich immer gerne zu den 12—13jährigen Mädchen, die ihre Geschwister warten und pflegen mußten. Da sah ich in einem alten wackligen Kinderwagen in schmutzigen Betten einen Säugling liegen. Er schlief, Fliegen saßen auf seinem Gesicht, besonders auf den angetrockneten Milchresten um den Mund. — Im Munde hatte der kleine schlafende Mensch seinen Lutscher mit Schlauch dessen schmutzige Glasröhre in einen braunen, weiten Topf mündete, der halb mit Kaffee gefüllt in einer Ecke des Wagens stand. Fliegen waren hineingefallen, und Staub lag auf dem Rande. Das war nun die Nahrung des armen Säuglings. Als ich die kleine Schwester fragte, warum sie das nicht besser mache, sagte sie: „Meine Mutter macht's auch so, und während der kleine Bruder schläft, muß ich Kartoffeln schälen und Mittag kochen; denn meine Mutter wäscht, und mein Vater ist tot." Am nächsten Tage suchte ich die Mutter auf und machte sie auf die Gefahren aufmerksam, die ihrem Kindchen durch ein solch unsauberes Instrument erwachsen könnten. Sie hörte aufmerksam zu und hat den Sauger mit der Glasröhre abgeschafft und vorschriftsmäßige, fein durchlöcherte Gummisauger gekauft.

Bakterien.

Verdorbene Milch.

Ein kleines Mädchen sollte seinem Brüderchen die Flasche fertig machen. Sie zerbrach beim Einfüllen die saubere Flasche. Um dem Bruder schnell Nahrung zu besorgen, gab sie ihm einen Rest Milch, der am Tag vorher versehentlich nicht weggegossen wurde und durch das lange Stehen verdorben war. Der kleine Mensch trank ohne weiteres die Nahrung, weil er Hunger hatte. Am nächsten Tage war er sehr krank. Er hatte ganz dünne, grüne, wie Wasser und Schleim aussehende Entleerungen, die sehr übelriechend waren, brach nach der Mahlzeit alles wieder aus, sah blaß und eingefallen aus, und um die sonst so klaren Augen legte sich ein bläulicher Schatten. Seine Händchen waren heiß, die Zunge trocken und die Zungenspitze ganz dunkelrot. Wenn man ans Bettchen kam, schrak er heftig zusammen und schrie gellend ohne äußeren Grund. Oft bog er sich ganz hintenüber und war nicht zu beruhigen. Sein Atem ging rasch, und das kleine Herz schlug so oft, daß man es kaum zählen konnte. Niemand wußte, woran das lag. Da kam die kleine Schwester weinend zur Mutter und sagte: „Ich habe dem Brüderchen alte Milch gegeben. Ob es wohl daran liegt?"

Schnell ließ die Mutter den Arzt holen, der erkannte, daß das Kind infolge verdorbener Milch den Brechdurchfall bekommen hatte. Er verordnete kalten Tee, weiter sollte das Kind nichts trinken. Die Mutter war erstaunt, als das Kind am andern Tag noch lebte, glaubte an das, was der Arzt ihr sagte und befolgte streng seinen Rat. So entging das Kind mit knapper Not dem Tode.

Der Arzt ermahnte die Mutter, ja recht vorsichtig zu sein; denn es komme häufiger vor, daß Kinder, die ein= oder zweimal an solchen Durchfällen erkrankt waren, oft noch einen dritten durchzumachen hätten, der dann gewöhnlich ganz besonders schwer auftrete. Der Arzt hatte recht. Das Kind wurde im Herbst unter den gleichen Erscheinungen noch einmal krank. Die Mutter befolgte bis ins kleinste die Verordnungen des Arztes.

Doch als das Kind tagelang nichts anderes zu sich nehmen durfte als ganz kleine Mengen einer vom Arzt verordneten Mischung, brachte sie es nicht länger übers Herz und gab ihm seine alte Nahrung wieder. Das Kind trank, erbrach nicht mehr soviel, aber sein Zustand besserte sich nicht. Da sah die Mutter in einer Entleerung des Kleinen Blut und Eiterstückchen. Sie lief wieder zum Arzt; doch als er kam, sah er, daß es zu spät war. Die treueste Pflege und größte Mühe konnte dieses Mal dem Würgeengel der Säuglinge, dem Brechdurchfall, seine einmal gefaßte Beute nicht mehr entreißen. Das Kind starb.

Lutscher.

Ich hörte einmal zwei Mütter über den Lutscher streiten. Die eine sagte: „Heutzutage lehnen ja die meisten Ärzte den Lutscher ab. Sowie sie sehen, daß man das Kind mit einem Lutscher beruhigen will, tun sie uns in den Bann. Ich mache mir aber nichts daraus, meine sechs Kinder haben alle den Lutscher gehabt und sind groß geworden. Nun werde ich dem Jüngsten den Lutscher doch auch nicht entziehen. Was sollte man bloß anfangen, wenn der Mann aus der Arbeit kommt und essen will, und solch Kind schreit in einem Ende. Die ganze Familie leidet dann unter dem Unmut meines Mannes. Natürlich darf der Arzt es nicht wissen; wenn ich in die Sprechstunde gehe, stecke ich den Nuggel schnell in die Tasche; aber draußen bekommt mein Junge seinen Lutscher doch wieder." „Dann ist er doch schmutzig und dem Kinde sehr schädlich?" meinte die andere Mutter. „Ach, ich wische ihn schnell an der Schürze ab und nehme ihn, wie es unsere Großmutter schon getan hat, in den Mund, und dann bekommt ihn mein Junge." „Tun Sie da nicht ein großes Unrecht, liebe Frau?" fragte die andere.

Sie besann sich — aber sie schwieg.

Wäschetrocknen am Ofen.

Eine Arbeiterfrau, deren kleines Kind gute natürliche Nahrung bekam und auch sonst gut und sauber gehalten wurde, war in steter Sorge um dasselbe, weil es blasse, fahle Gesichtsfarbe hatte und immer in verdrießlicher Stimmung war, oder sonst still und müde im Bettchen lag. Sie klagte uns oftmals ihr Leid. Wir besuchten das Kind, um uns zu über-

zeugen, und fanden sonst alles in Ordnung, nur einen großen Fehler be=
merkten wir. Sie trocknete Windeln am Ofen. Es waren auch viele un=
gewaschene dabei, und dadurch wurde die Luft in der Stube schon für
große Menschen unerträglich, wieviel mehr für das kleine Kind. Die Mut=
ter konnte nicht einsehen, daß hierdurch dem Kleinen das beste genom=
men wurde. Sie wollte sich aber bemühen, es anders einzurichten und
auch dem Kinde im Freien, so oft es ihre Zeit erlaubte, frische Luft
zu gönnen.

Die billigsten und besten Waffen im Kampf gegen die Säuglings=
sterblichkeit sind Sauberkeit — Licht — Luft — Lust und Liebe zur
Sache.

Vorkauen.

Frau Schulze hatte alles so ordentlich und sauber in ihrer Wohnung.
Ihr kleiner Pflegling lag in seinem Wagen immer an dem sonnigsten
Platz im Zimmer. Es war mir eine Freude, dort Fürsorgebesuche zu
machen. Einmal blieb ich etwas länger und beobachtete, wie Frau
Schulze dem Kleinen seinen Brei gab, Weißbrot in Milch gebrockt. Was
tat sie? Sie kaute alles erst selber und gab es dem kleinen Pflegling auf
dem Kinderlöffel zurück. Als ich ihr Vorhaltungen machte und ihr sagte,
das wäre gesundheitsschädlich, meinte sie, auf diese Art gewöhnen sich
die Pflegekinder viel besser an die Pflegemutter, ihr Mund wäre außer=
dem ganz sauber. Zufällig hatte ich ein Flugblatt der Tuberkulosefürsorge
in der Tasche. Das reichte ich ihr, und sie versprach, es durchzulesen. Ob
sie wohl die Unsitte des Vorkauens aufgeben wird, wenn sie liest, daß
durch den Atem und Speichel die schreckliche Tuberkulose auf ihren Pfleg=
ling übertragen werden kann?

Schnupfen.

Tante Marie hatte schwere Grippe gehabt. Heute kommt sie zum Besuch.
Ihr erster Gang ist an Ilschens Bett. „Schenk' mir ein Küßchen", sagt sie,
und dabei muß sie herzhaft niesen und gerade dem Ilslein ins Gesicht.
Nach einigen Tagen liegt Klein=Ilschen zu Bett. „Schnupfen und Husten",
sagt der Arzt, „sehr vorsichtig sein, denn aus dem einfachen Schnupfen
kann bei Kindern alles Mögliche entstehen." Woher mag Ilschen wohl
den Schnupfen bekommen haben?

Taschentuch.

„Komm mal her, mein kleines Käthchen, ich will dir das Näschen putzen!" Schon hatte die Tante ihr Taschentuch bereit. Nach einer Weile kam Hans mit seinen schmutzigen Händen; er hatte mit dem Hund gespielt. Sofort zieht Tantchen ihr Taschentuch hervor, um die Händchen zu säubern. Zufällig mußte sie husten und sich die Nase säubern; auch hier wurde das Taschentuch wieder gebraucht. Im Wagen liegt das kleine Lottchen, hat eben Brei gegessen und das Mündchen noch nicht selbst putzen können. Die hilfsbereite Tante nimmt das vielgebrauchte, mit unzähligen Bazillen behaftete Taschentuch und säubert auch das Mündchen. Ob das Taschentuch wohl ein reines Gewissen haben mag und die liebe Tante auch?

———

Erfinde selber ähnliche Geschichten!

———

Das Glück eines Volkes liegt in der Hand seiner Mütter!